NIMM DAS, FETT-LEBER

PROF. DR. MED. ALI CANBAY

Stiftung Warentest

INHALTS-VERZEICHNIS

5 Die Kraft der Pausen

6 Hilfe

Erklärung der Symbole

Jede farbige Textpassage bietet Ihnen spannende und besonders wissenswerte Zusatzinformationen. Diese Symbole zeigen Ihnen, was Sie hier erwartet.

Gut zu wissen | Achtung! | Verblüffendes | Eine kurze Anleitung | Aus der Forschung

DIE LEBER – UNSER SUPERORGAN

Die Rolle der Leber wird oft auf den Alkoholabbau reduziert. Das greift aber zu kurz. Tatsächlich ist sie das zentrale Kraftwerk unseres Körpers mit vielfältigen, lebenswichtigen Aufgaben!

Der eigentliche Star in Ihrem Körper

Ohne die Leber läuft im System Mensch wenig bis gar nichts. In Ihrer persönlichen Gesundheitspolitik sollte sie im Mittelpunkt stehen.

Wenn Sie jemand fragt, welchem Organ Sie den höchsten Stellenwert in Ihrem Körper zubilligen würden, was wäre Ihre Antwort? Die meisten Menschen würden wohl spontan das Herz nennen, einige vielleicht auch noch unser Gehirn. Ich habe eine solche offizielle Umfrage dazu zwar noch nicht gesehen, aber ich nehme an, dass die Leber eher auf einem der hinteren Plätze landen würde. Oder hätten Sie sofort mit „Die Leber natürlich!" geantwortet?

Übrigens ist das nicht überall so. In Frankreich etwa misst man der Leber eine höhere Bedeutung als dem Herzen bei: Wenn dort jemand Schmerzen hat, vermutet man die Ursache eher in einem Problem mit der Leber; denn sie ist das Organ, das Überleben sichert. Interessant, oder? Dieses Wissen um die Bedeutung der Leber für unser „Überleben" führt uns auch zum Ursprung des Organbegriffs. Woher dieser kommt, ist nicht ganz gesichert, einen gewissen Charme hat für mich allerdings die Vermutung, dass er etwas mit dem deutschen Verb „leben" zu tun haben könnte. Noch im 17. Jahrhundert nahm man in unseren Breiten an, dass die Aufgabe der Leber unter anderem in der Blutbildung besteht und dass sie damit dem Herzen als „Organ des Lebens" gleichgestellt ist. Um ein Gefühl für den Stellenwert der Leber für unseren Körper zu bekommen, lohnt auch ein Blick in die traditionelle chinesische Medizin. Dort finden wir die Leber als Mutter bezeichnet, während dem Herz die Rolle des Kindes zukommt. Die Funktion der Leber wird also als lebensspendend und -erhaltend festgelegt, und damit kommt man der Bedeutung, die sie für unseren Körper hat, in der Tat sehr nahe. Ohne die Mutter kann es dem Kind, ohne die Leber kann es dem Herzen und vielen weiteren Organen nicht gut gehen.

Die Leber führt hinsichtlich ihrer Wertschätzung zwar ein Schattendasein. In der Fachwelt selbst hat sich ihr Stellenwert in den vergangenen Jahrzehnten sehr verbessert, doch ist bisweilen noch Überzeugungsarbeit zu leisten. Das gilt gerade in Bezug auf eine positive Wahrnehmung ihrer Aufgaben. Sehr häufig wird sie auf ihre Funktion beim Alkoholabbau reduziert. Man hat manchmal das Gefühl, als gäbe es sie nur, um nach kräftigen Saufgelagen aufzuräumen. Dabei ist die Entgiftung nach dem übermäßigen Gebrauch toxischer Substanzen – es geht dabei ja längst nicht nur um Alkohol – nur eine von vielen Aufgaben, die dieses faszinierende Organ in unserem Körper übernimmt. Etwa 500 verschiedene Funktionen, so nimmt man heute an, hat die Leber. Die wichtigsten werde ich Ihnen in diesem Buch vorstellen, sodass Ihr Wissen über Ihren Körper hoffentlich eine spannende Erweiterung erfahren wird. Mir ist dabei wichtig, bei Ihnen ein Bewusstsein dafür zu schaffen, dass es gerade die Wechselwirkung und das Zusammenspiel aller körperlichen Bereiche sind, die einen gesunden Körper ausmachen. Die Leber ist an diesem Zusammenspiel auf so zentrale Weise beteiligt, dass sie mit Fug und Recht als das Kraftwerk unseres Körpers bezeichnet werden kann. Anders gesagt: Während das Herz pumpt und die Niere filtert, ist die Leber die große Leitstelle, ohne die gar nichts gepumpt oder gefiltert werden würde.

Ab ins Rampenlicht

Die Tatsache, dass die Leber in der allgemeinen Wahrnehmung eine eher untergeordnete Rolle spielt, hat sich lange Zeit auch in der medizinischen Forschung widergespiegelt. Die Gründe dafür sind vielfältig: Man wusste verhältnismäßig wenig über ihre eigentlichen Funktionen und hielt sie im Vergleich zu anderen Organen für nachgeordnet. Mit den damals zur Verfügung stehenden diagnostischen Möglichkeiten auf niedrigem technischem Stand war sie zudem schwer zu untersuchen. So gab es kaum bildgebende Verfahren, die den reinen Tastbefund hätten ergänzen und präzisieren können. Selbst in einem fortgeschrittenen problematischen Zustand blieben viele Erkrankungen unerkannt – weil Betroffene generell keine Schmerzen spüren – und man widmete folglich diesem Organ wenig Aufmerksamkeit. Oft ist auch heute noch die Schmerzfreiheit ein Problem, warum Lebererkrankungen solange unentdeckt bleiben.

VÖLLIG SCHMERZFREI! Die Leber zeigt nie ein Zeichen von spürbarem Leid, denn es mangelt ihr an schmerzempfindlichen Nerven. Es gibt schlicht keine „Meldestelle" für Schmerzen, wie wir sie in so gut wie allen anderen Bereichen des Körpers haben.

Erst wenn die Leber krankhaft vergrößert ist, macht sie sich durch einen spezifischen Schmerz bemerkbar. Das ist der sogenannte Kapseldehnungsschmerz, der durch die Vergrößerung des Organs selbst ausgelöst wird. Darüber hinaus drückt die vergrößerte Leber andere Organe weg und verursacht auf diese Weise weitere Schmerzen, die für einen versierten Arzt auf ein Leberproblem verweisen können.

Der Blick auf unsere Leber änderte sich erst durch größere technische Innovationen und bahnbrechende Operationsmethoden, etwa im Jahr 1967 mit der ersten geglückten Lebertransplantation in den USA durch Tom E. Starzl. Starzl hatte bereits 1963 eine Transplantation versucht, bei der der Patient jedoch während der Operation verstarb. Der zweite Patient indes überlebte mehr als ein Jahr nach dem Eingriff. Damit war ein Meilenstein in der Geschichte der Leberforschung gesetzt. Der Mann hatte eine zirrhotische Leber. Bei einer „Zirrhose" wird die Leber nach und nach zerstört. Und zum Glück war eine solche Zirrhose schon mit den damaligen Mitteln eindeutig zu diagnostizieren. Dieser Erfolg war so wichtig und durchschlagend, weil sich die Funktion der Leber nicht durch eine Maschine ersetzen lässt – wie etwa durch ein ECMO-Gerät bei der Lunge. Transplantationen müssen daher sehr schnell und präzise erfolgen. Die erste erfolgreiche Transplantation in Deutschland übrigens führte der Chirurg Jong-Soo Lee 1969 in Bonn durch. Ist die Leber ernsthaft und irreversibel erkrankt, hilft oft nur noch eine Transplantation. Eine Hoffnung, die immer wieder auch enttäuscht werden muss, da es nicht genug Spenderorgane gibt, um allen Betroffenen zu helfen. Heute gibt es zwar jedes Jahr knapp 1 000 Lebertransplantationen in Deutschland. Aber immer noch sterben in Deutschland Tausende Menschen an chronischem und akutem Leberversagen.

Die Transplantationserfolge aber gaben der Forschung erheblich Auftrieb, genauso wie die Arbeit von Sheila Sherlock, die in Großbritannien als erste Frau eine Medizinprofessur innehatte und gemeinsam mit dem Pathologen Hans Popper als Begründerin der modernen Hepatologie gilt. Die Hepatologie umfasst alle Teile der gastroenterologischen Forschung und Praxis, die sich speziell auf das System der Leber sowie der Gallenwege beziehen. Sherlock war eine unermüdliche Hauptdarstellerin der Lebermedizin und initiierte zahlreiche Forschungsprojekte, die die Leberforschung aus ihrem Dornröschenschlaf erweckten.

MEDIZIN RUND UM DEN BAUCH: Die Gastroenterologie befasst sich mit den Erkrankungen des gesamten Magen-Darm-Traktes. Dabei berücksichtigt sie auch die Leber, Gallenblase und Bauchspeicheldrüse. Die Hepatologie als Spezialdisziplin der Gastroenterologie richtet ihren Blick gezielt auf Leber und Gallenwege, gilt aber im engeren Sinne nicht als eigene Fachrichtung.

Wie wichtig das Vorantreiben der Forschung durch Protagonisten wie Sherlock oder Popper ist, zeigen andere Erfolge wie etwa die Verleihung des Nobelpreises für Medizin an die Wissenschaftler Harvey J. Alter, Michael Houghton und Charles M. Rice für die Entdeckung des Hepatitis-C-Virus im Jahr 2020. Mittlerweile kann Hepatitis C nicht zuletzt auf Grund dieser Forschungen komplett geheilt werden. Mit jedem dieser Erfolge verstehen wir immer besser unsere Leber. Das trägt dazu bei, dass wir sowohl für bessere Prophylaxe sorgen als auch Erkrankungen besser behandeln können.

Neue Technik brachte die Lebermedizin voran

Neben dem persönlichen Engagement herausragender Persönlichkeiten gab die technische Entwicklung den entscheidenden Ausschlag dafür, dass die Lebermedizin inzwischen so gut aufgestellt ist, dass es zahlreiche Lehrstühle im Bereich der Hepatologie gibt und die Forschung an sich erheblich an Fahrt gewonnen hat. Das alles führt zu neuen und besseren Therapieformen.

So hat es die Entwicklung in der Mikroskopie ermöglicht, den Aufbau der Leber besser zu verstehen. Vor allem bildgebende Verfahren trugen dazu bei, sie konnten das Problem der schwierigen Untersuchung des Organs durch reine Tastverfahren beheben. Man nutzt dazu alle Möglichkeiten der modernen Medizin wie beispielsweise Ultraschall, Computertomografie (CT), Magnetresonanztomografie (MRT), Gefäßdarstellung (Angiografie) oder auch Magenspiegelungen. Weiterhin sind die Endosonografie (eine Ultraschalluntersuchung im Körper selbst) sowie die Leberelastizitätsmessung, etwa mit dem Fibro-Scan-Verfahren, zu nennen. Natürlich sind eine gute Ärztin und ein guter Arzt weiterhin jederzeit in der Lage, durch Tastbefunde grundsätzliche Leberprobleme festzustellen. Darüber hinaus hilft auch ein tiefer Blick in die Augen des Betroffenen, in denen sich das Weiß bei Leberproblemen in ein klar erkennbares Gelb verändert. Diese Gelbsucht tritt auf, wenn der Gallenfarbstoff Bilirubin nicht mehr ausgeschieden werden kann. Auch ein Muskulaturabbau kann auf Leberprobleme hindeuten. Mehr zu der genaueren Diagnostik einer Fettleber bis hin zu einer Biopsie erfahren Sie ab Seite 34.

Die Leber wächst mit ihren Aufgaben

Die Leber spielt nicht nur für unzählige Prozesse im Körper eine entscheidende Rolle, sie ist auch vielfältigen Belastungen ausgesetzt.

Könnten Sie spontan und exakt zeigen, wo sich Ihre Leber befindet? Vielen Menschen dürfte das eher schwerfallen. Der rechte Oberbauch ist der Ort, an dem Ihre Leber ihren wichtigen Dienst verrichtet und wo sie über mehrere Leberbänder an der Bauchhöhle befestigt ist. Würden Sie Ihre Leber anschauen und anfassen, würden Sie ein bräunlich-rötliches Organ sehen, dessen glatte Oberfläche sich bei Berührung ganz weich anfühlt.

Sie besteht aus zwei großen und zwei weiteren kleineren sogenannten Leberlappen, die wiederum in acht Segmente unterteilt sind. Der größere rechte Leberlappen befindet sich unter dem Zwerchfell, mit dem er zum Teil verwachsen ist. Er ist außerdem durch den

Niereneindruck charakterisiert, eine kleine Delle, die von der rechten Niere hervorgerufen wird. Das Innenleben wird von 50 000 bis 100 000 Leberläppchen pro Lappen bestimmt, die ihrerseits aus auf Leberbälkchen angeordneten Hepatozyten, den Leberzellen, bestehen. Sie sind die kleinste Einheit in der Leber. Man nimmt an, dass die Leber etwa drei Millionen solcher Zellen enthält, die wiederum für Billiarden biochemische Prozesse sorgen. Allein an solchen Zahlen können Sie erahnen, was für ein Wunderwerk sich dort in Ihrem Körper befindet. Ungefähr 2 000 Liter Blut fließen täglich durch die Leber, rund anderthalb Liter pro Minute. Es herrscht also jederzeit große Betriebsamkeit, ohne Pause wird Schwerstarbeit verrichtet, um Ihren Körper gesund und fit zu halten. Vielleicht hilft es, sich diese Dimensionen vorzustellen, um zu ermessen, welche Probleme man mit leberschädlichem Verhalten erzeugt, vor allem deshalb, weil es bei wirklich spürbaren Schäden an der Leber bereits zu spät sein kann, um noch auf die faszinierenden selbstheilenden Kräfte des Organs zu hoffen (siehe Seite 37). Während Alkohol ein Thema für sich ist, spielt für die nicht-alkoholische Fettlebererkrankung, um die es in diesem Buch geht, vor allem das sogenannte metabolische Syndrom die Hauptrolle.

DIABOLISCH METABOLISCH – EIN TÖDLICHES QUARTETT: Als metabolisches Syndrom bezeichnen Mediziner ein Bündel aus Risikofaktoren: zu viel Bauchfett, hohe Blutzucker- und Blutfett-Werte und Bluthochdruck. Jeder dieser Faktoren steigert schon für sich gesehen das Risiko für Gefäßkrankheiten (Arteriosklerose). Zusammen aber potenziert sich das Risiko.

Etwa 25 bis 30 Prozent der Bevölkerung hierzulande weisen ein metabolisches Syndrom auf. Das metabolische Syndrom beeinflusst diverse Erkrankungen des Herzens, der Nieren, es sorgt für hormonelle Störungen und erhöht nicht zuletzt auch das Tumorrisiko. Hauptbestandteil ist eine ausgeprägte Adipositas, dazu kommen verschiedene anderen Risikofaktoren. Grund genug also, sich intensiv damit auseinanderzusetzen, wie Sie entweder aktiv werden können, bevor es zur Bildung einer Fettleber kommt, oder wie Sie gegensteuern können, wenn eine solche Erkrankung bereits diagnostiziert wurde. Ab Seite 41 werden Sie dazu mehr erfahren.

Die gute Nachricht, wenn es um Ihre Leber geht, ist: Sie können aktiv eine Menge dazu beisteuern, dass es Ihrer Leber gut geht, denn sie ist das einzige Organ, das komplett revitalisierbar ist. Selbst eine erheblich in Mitleidenschaft gezogene Leber kann sich bei einem positiven Wandel des Lebensstils in nur etwa vier bis sechs Wochen regenerieren. Erst ab einem Alter von etwa 60 Jahren verlangsamt sich dieser Erholungsprozess und die Regenerationsphase dauert länger. Dieser faszinierende Fakt findet sich bereits in der griechischen Mythologie, genauer gesagt in der Prometheus-Sage. Prometheus ist eine Art Verräter unter den Göttern, der den Menschen das Feuer gebracht hat. Dafür muss er nach Ansicht des Göttervaters Zeus bestraft werden, und so schlägt man Prometheus an einen Felsen. Dort hackt ihm jeden Tag ein Adler einen Teil seiner Leber heraus, doch der abtrünnige Gott denkt gar nicht daran, zu sterben, denn bis zum nächsten Tag ist der verloren gegangene Teil der Leber wieder nachgewachsen.

Ihre Leber verzeiht also zunächst einmal viel und selbst wenn Sie bisher ein wenig leberfreundliches Leben geführt haben, besteht eine gute Chance, mit ein paar Neujustierungen in Ihrem Leben das Kraftwerk Ihres Körpers wieder in einen einwandfreien Zustand zu bringen. Das ist doch eine gute Botschaft, die das Buch für Sie richtig spannend machen wird.

Die Leber jammert nicht

Die Leber ist in zwei Blutkreisläufe eingebunden. Die Pfortader (lateinisch: vena portae) und die Leberarterien (lateinisch: arteria hepatica) treten durch die Unterseite der Leber, die Leberpforte, in die Leber ein. Auf diesen beiden Wegen gelangt Blut in die Leber und damit auch sämtliche Stoffe, die dieses Blut mit sich führt. Durch die Pfortader kommt etwa 75 Prozent des Blutes in die Leber, es handelt sich dabei um sauerstoffarmes, nährstoffreiches Blut aus Dünn- und Dickdarm, Magen, Gallenblase, Milz und der Bauchspeicheldrüse (Pankreas). Sie erfüllt für dieses Blut nun die Aufgabe einer Aufbereitungsanlage. Hier wird es von Giften gereinigt und die mitgeführten Nährstoffe, wie Kohlenhydrate, Fette oder Vitamine, werden von der Leber so verarbeitet, dass sie anschließend als Stoffwechselprodukte, beispielsweise in Form von Hormonen, in den großen Blutkreislauf entlassen werden können. Durch die Leberarterie gelangen die anderen 25 Prozent, nämlich sauerstoffreiches Blut aus dem Herzen in die Leber. Die Aufgabe der Leber erschöpft

DAS AUFGABENSPEKTRUM

Die Leber hat weit mehr Aufgaben als wir denken. Der Abbau von Giftstoffen ist dabei nur eine von vielen.

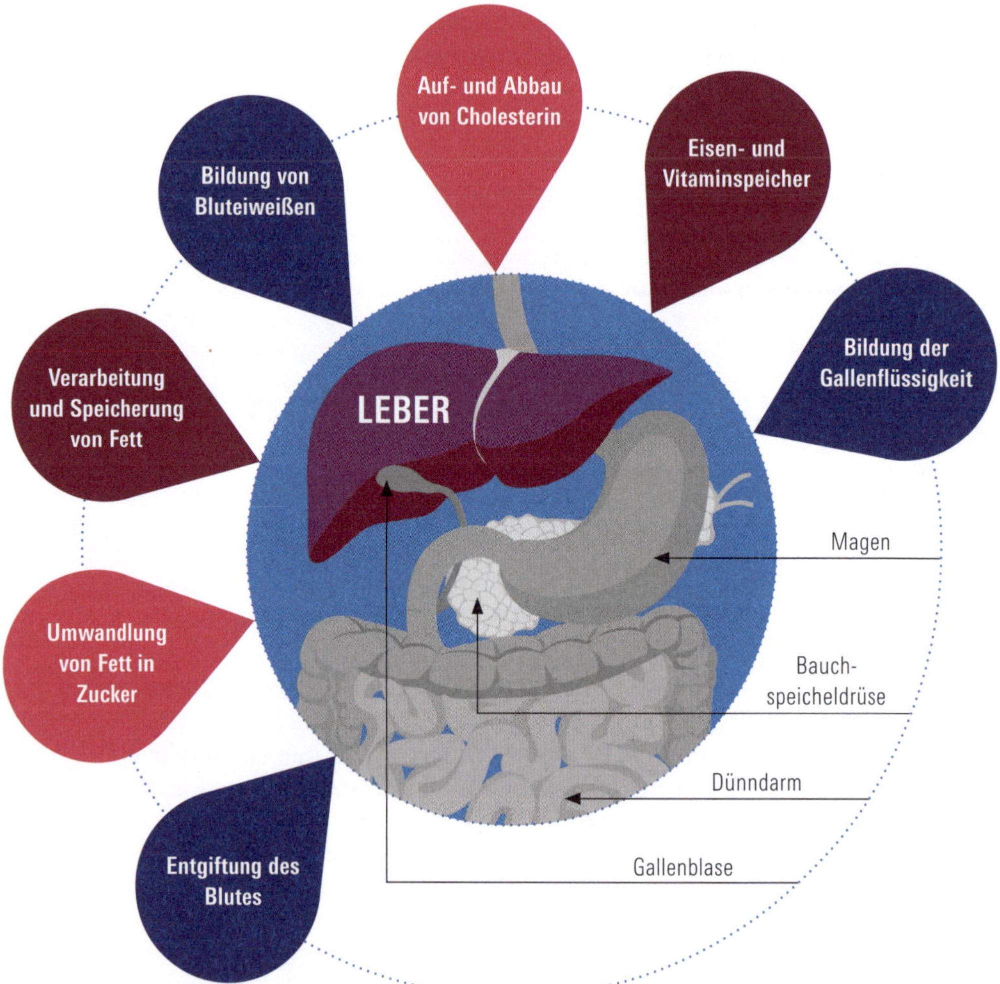

sich bei weitem nicht im Entgiftungsprozess. Tatsächlich geht man davon aus, dass die Leber insgesamt mehr als 500 verschiedene Funktionen besitzt, von denen die Medizin viele bis heute noch nicht in allen Einzelheiten erforscht hat. Zentrale und gut erforschte Aufgaben sind beispielsweise:

1 **FILTRATION:** Als Filterorgan holt die Leber toxische Stoffe, die Sie Ihrem Körper zuführen, aus dem Blut heraus, wandelt sie um und scheidet sie aus.

2 **PRODUKTION:** Die Leber produziert Gallensaft, und zwar in ihrer Funktion als Drüse jeden Tag etwa einen Liter. Dieser dient vor allem der Fettverdauung. Als Eiweißproduzentin bildet Ihre Leber Proteine, um beispielsweise bei der Blutgerinnung über die sogenannten Gerinnungsfaktoren wichtige Aufgaben zu übernehmen.

3 **STEUERUNG:** Die Leber ist das größte Stoffwechselorgan unseres Körpers. Sie steuert insbesondere den Fett- und Zuckerstoffwechsel sowie den Mineralhaushalt und die Aufgaben verschiedener Vitamine. Die Leber hat zudem einen großen Einfluss auf den Hormonhaushalt des Körpers. So hängt von einer gesunden Leber beispielsweise die optimale Konzentration der Sexualhormone Testosteron und Östrogen ab, eine Funktionsstörung der Leber sorgt für einen Anstieg dieser Hormone mit negativen gesundheitlichen Auswirkungen wie einer Gewichtszunahme oder einer größeren Gefahr von Brustkrebs bei Frauen.

Eine gesunde Leber kommt auf ein stattliches Gewicht zwischen 1 500 und 2 000 Gramm (bei Frauen etwas weniger als bei Männern) und ist damit das größte Stoffwechselorgan und gleichzeitig die größte Drüse des menschlichen Körpers. Die Drüsen in unserem Körper produzieren biochemische Substanzen wie Hormone, Zucker oder Fette, die entweder im Körper gebraucht oder aber ausgeschieden werden. Die Leber zählt anatomisch zu den Verdauungsdrüsen, da sie beispielsweise Gallenflüssigkeit und Gallensäuren produziert, die für die Verdauungsprozesse – etwa bei der Fettverdauung – eine wichtige Rolle spielen. Doch auch weitere Stoffe wie Cholesterin werden in der Leber gebildet. Cholesterin, ein sogenanntes Blutfett oder auch Lipid, braucht der Körper zur Herstellung verschiedener Hormone. Außerdem dient die Leber unter anderem als Speicher für die Vitamine A (wichtig für die Augen),

Vitamine B_{12} (sowie den ganzen Vitamin-B-Komplex, der unter anderem wichtig fürs Gehirn ist), für Vitamin D (wichtig für gesunde Knochen), für die Vitamine E und K (beide wichtig in Bezug auf unser Blut, etwa für die Gerinnungsprozesse) sowie für Eisen und Glukose. Mithin ist die Leber an so vielen permanent ablaufenden Prozessen in unserem Körper beteiligt, dass ohne sie einfach alles zusammenbrechen würde. Diese Erkenntnis ist nicht zuletzt auch deshalb so wichtig, weil Leberschädigungen oft erst sehr spät erkannt werden. Im weiteren Verlauf des Buches werden Sie sehen, welche Symptome Sie selbst erkennen können und ernst nehmen sollten. Die Hinweise, die Sie in diesem Ratgeber erhalten, dienen vor allem auch dazu, Ihre Leber in ihrer vollen Leistungsfähigkeit zu erhalten und damit Ihrem gesamten Körper einen wichtigen gesundheitsfördernden Dienst zu erweisen. Je mehr Sie Ihre Leber entlasten, desto besser pflegen Sie damit auch viele weitere kleine Kraftwerke und Schaltzentralen Ihres Körpers.

IM HUCKEPACK: Die Leber ist eigentlich ein „Logistikzentrum". Nehmen wir das Beispiel Albumin: Dieses Protein dient vor allem dem Transport verschiedener Stoffe durch den Körper, das ist auch bei der Medikamenteneinnahme wichtig. Albumin nimmt die Wirkstoffe gewissermaßen Huckepack und transportiert sie dorthin, wo sie wirken sollen. Wird die Leber krank, kann dieser Huckepack-Prozess dann versagen.

Über die Stoffwechselvorgänge wird der gesamte Energiehaushalt sowie die Erzeugung von Bausteinen des menschlichen Körpers gesteuert. Sie sorgen also im Grunde dafür, dass Sie – gewissermaßen im technischen Sinne – überhaupt „funktionieren" können. Solche Bausteine können etwa Vitamine, Fette (Lipide), Eiweiße (Proteine), Zucker (Kohlenhydrate), bestimmte Nukleinsäuren, Moleküle oder auch Spurenelemente wie Jod oder Fluor sein. Sie alle werden für den Knochenaufbau genauso benötigt wie für die Bildung von Muskel- und Nervenfasern oder den Aufbau von Zellwänden. In den Zellen werden alle Bestandteile der Nahrung verarbeitet, man spricht dann von „verstoffwechseln". Dieser Vorgang findet zu wesentlichen Teilen in der Leber statt. Stoffwechsel bedeutet also letztlich vor allem die Gesamtheit aller Vorgänge, die Ihren Körper mit Energie versorgen und bewirken, dass einzelne Körperbestandteile wie etwa Eiweiße, Fette oder Nukleine gebildet werden können.

Power to the people

Um reibungslos seinen Aufgaben nachkommen zu können, braucht der Körper ständig Energie, die er vor allem aus der Verbrennung von Nahrung erzeugt. Ein Teil dieser Energie wird im Fettgewebe gespeichert, um bei Bedarf abgerufen zu werden, denn die nach der Nahrungsaufnahme produzierte Energie wird natürlich nicht immer sofort gebraucht. Wenn unser Körper Energie für die Nutzung der Muskeln verlangt, tritt die Leber in Aktion, indem sie dem Körper Traubenzucker zur Verfügung stellt. Diesen hat sie mit dem Hormon Adrenalin aus dem Abbau von Glykogen gewonnen, dem wichtigsten Zuckerspeicher des Körpers. Dieser Stoff wurde zuvor durch Insulin aus der Glukose synthetisiert, die die Leber wiederum durch das Pfortaderblut aufgenommen hat. Den Zucker, der aus dem Glykogenabbau resultiert, braucht beispielsweise Ihr Gehirn zur optimalen Funktion. Auch die von den roten Blutkörperchen benötigte Energie wird durch das Glykogen zur Verfügung gestellt.

Die Energieerzeugung findet somit in den Leberzellen statt, wenn sie im Rahmen des Fettstoffwechsels Fette abbauen, darunter auch die aus den angelegten Depots, und dem Körper auf diese Weise dringend benötigte Energie zuführen. Parallel dazu läuft der Umbau und die Speicherung von Fetten für spätere Phasen, in denen diese benötigt werden. Über den Kohlenhydratstoffwechsel hält die Leber den Zuckerspiegel im Blut konstant. Wenn Sie eine Mahlzeit zu sich genommen haben, steigt automatisch Ihr Blutzuckerspiegel. Die Leber tritt in Aktion, indem sie den Zucker über die Pfortader aufnimmt und als Glykogen speichert. Während Sie Sport treiben, sinkt häufig Ihr Blutzuckerspiegel, woraufhin die Leber das Glykogen zu Traubenzucker (Glukose) abbaut und für die gesteigerte Energiezufuhr ans Blut abgibt. Ähnlich verhält es sich mit Vitaminen sowie Eisen und Kupfer. Auch hier dient die Leber als Speicher, um die Stoffe ans Blut abzugeben, wenn sie gebraucht werden.

GEKOMMEN, UM ZU BLEIBEN: Eine unvorteilhafte Gewichtszunahme – und damit langfristige Probleme mit Übergewicht und Adipositas – entsteht vor allem auch aus einem ungünstigen Verhältnis von Energieproduktion und -verbrauch. Wenn Sie Ihrem Körper ständig mehr Energie zuführen als überhaupt verbraucht werden kann, werden nach und nach Fettreserven aufgebaut, die gekommen sind, um zu bleiben.

Eine Herausforderung, die Sie lösen können!

Die größte Herausforderung der Leber ist die Lebensweise, mit der wir unsere Körper be- und überlasten. Neben dem Klassiker Alkoholkonsum ist das für die nicht-alkoholische Fettlebererkrankung vor allem auch eine stark zuckerhaltige Ernährung. Dazu kommt der Konsum toxischer Substanzen wie Nikotin. Starkes Rauchen belastet die Leber kaum weniger als zu viel Alkohol, wird aber als negativer Faktor nicht in gleichem Maße wahrgenommen.

Somit besteht das Problem vor allem in einer ständigen Überforderung. Die Leber ist nicht darauf ausgerichtet, permanent ein Übermaß an verschiedensten Giften zu verarbeiten und reagiert in der Folge mit einer zunehmenden Verfettung. Es ist somit an jedem Einzelnen, diese Herausforderungen für Ihre Leber zu erkennen und diese entsprechend zu reduzieren. Wie Sie das erreichen können, wird Thema in den nachfolgenden Kapiteln sein.

Um das Zuviel an Arbeit für Ihre Leber auf ein erträgliches und leistbares Maß zu stutzen, ist ein Bewusstsein für die Notwendigkeit des Drehens an verschiedenen Stellschrauben des täglichen Lebens unerlässlich. Das betrifft die Ernährung, das betrifft aber auch die Frage nach ausreichender Bewegung. Beides hängt natürlich – wie Sie es sich sicher denken konnten – miteinander zusammen. Eine gut abgestimmte Kombination von sportlichen Aktivitäten und sinnvoll zusammengestellter Ernährung wirkt Wunder und holt auch eine bereits vorgeschädigte Leber schnell wieder zurück in den gesunden, grünen Bereich.

Die gute Botschaft lautet also: Sie haben die Sache selbst in der Hand. Das gilt umso mehr vor dem Hintergrund der enormen Revitalisierungsfähigkeit der Leber, die so viel schlechte Behandlung verzeiht wie kein anderes Organ Ihres Körpers. Wichtig ist letztlich, dass diese Erkenntnis nicht zu einer dauerhaften sorglos-schädlichen Lebensweise führt, sondern dazu, das zentrale Körperkraftwerk zu unterstützen und in seiner vollen Leistungsfähigkeit zu erhalten und wertzuschätzen. Nicht nur Ihre Leber, sondern Ihr ganzer Körper wird es Ihnen danken. Bevor wir uns dem Tun und den nötigen Veränderungen zu wenden, müssen wir uns noch kurz mit den anderen gesundheitlichen Risiken beschäftigen. Das ist wichtig, sodass Sie verstehen, wie Ihr Körper damit umgeht und dass auch andere Erkrankungen unmittelbar mit Ihrer Leber zu tun haben.

Zu viel ist zu viel – Risiken für die Leber

Die Leber verzeiht lange Zeit so einiges, aber irgendwann geht es nicht mehr. Vorher sollten Sie unbedingt aktiv werden.

Die Leber ist, wie bereits weiter vorne erwähnt, in gewisser Weise ein stummes Organ. Sie klagt nie, selbst wenn sie über längere Zeit größten Qualen und Belastungen ausgesetzt ist. Im Gegensatz zu anderen Organen, die auf Schädigung recht schnell mit vernehmbaren Schmerzen und Symptomen reagieren, gestattet die Leber ihrem Besitzer über lange Zeit, sie wieder und wieder zu überfordern. Und in der Tat könnte man zu dem Schluss gelangen, dass das ja auch ganz in Ordnung ist, denn wie bereits erwähnt, besitzt die Leber die einzigartige Funktion der schnellen, vollständigen Regeneration, wenn die Schädigungen aufhören. Aber man muss die Frage stellen: Hört der Trinker auf zu trinken, um der Leber die Möglichkeit zur Regeneration zu geben? Nimmt die Süchtige keine Drogen mehr? Verzichtet der Fast Food liebende Mensch auf sein ungesundes Essen, um weniger Zucker, Fett und andere schädliche Dinge zu sich zu nehmen, damit er der Leber eine Verschnaufpause gönnt? (Und das sind nur die scheinbar vermeidbaren Lasten. Andere, wie Medikamente, die die Leber zusätzlich belasten können, kann man eben nicht einfach weglassen.) In der Regel wird also der Mensch nicht mit einem ungesunden Lebensstil aufhören (oder aufhören können), solange der Körper ihm nicht eindeutige Signale sendet, dass etwas nicht stimmt. Und diese Signale gehen von der Leber erst sehr spät aus, zu spät bisweilen.

Also es lohnt sich, sich der Risiken, denen die Leber ausgesetzt ist, bewusst zu werden und das eigene Verhalten vor diesem Hintergrund neu zu justieren. Bevor Sie mit Veränderungen beginnen können, diese Risiken zu reduzieren, ist es sinnvoll, die wichtigsten in den Blick zu nehmen.

Wenn zu viel auf den Rippen sitzt

2016 erschreckte die Weltgesundheitsorganisation WHO mit einer Zahl die Welt: Innerhalb von 40 Jahren, seit 1975 nämlich, hatte sich die Zahl der übergewichtigen und adipösen Menschen weltweit verdreifacht. Fast zwei Milliarden galten zu diesem Zeitpunkt als übergewichtig, immerhin 650 Millionen mussten mit der Bezeichnung adipös belegt werden. Eine Studie von 2019 kommt zu dem Ergebnis, dass 39 Prozent der erwachsenen Weltbevölkerung übergewichtig und 13 Prozent adipös seien. Dabei ist davon auszugehen, dass diese Zahlen seitdem eher gestiegen als gesunken sind.

Der Zusammenhang mit dem Syndrom der nicht-alkoholischen Fettleber (NAFLD) ist dabei ebenfalls nachgewiesen: Die sogenannte Prävalenz der NAFLD, also der Anteil der an dieser bestimmten Krankheit betroffenen Menschen zu einem definierten Zeitpunkt, steigt proportional zur Zunahme von Übergewicht und Adipositas. Überhaupt ist die NAFLD die häufigste und am stärksten zunehmende Ursache einer Lebererkrankung. Insgesamt zeigen Studien, dass in gut der Hälfte aller NAFLD-Erkrankungen gleichzeitig auch eine Adipositas vorliegt, es sich hier also um einen erheblichen Risikofaktor handelt.

DIE SACHE MIT DEN GÄNSEN: Das Wort Fettleber lautet im Französischen auch „foie gras". Dieser Begriff sagt aber eher den Feinschmeckern etwas. Diese auch Stopfleber genannte Delikatesse wird erzeugt, indem man Gänse so lange zwangsfüttert, bis es zu einer exzessiven Ansammlung von Fett in den Gänseleberzellen kommt. Heute gilt diese Praxis als Tierquälerei und Foie gras zumindest als ein ausgesprochen fragwürdiges Feinschmeckergericht.

An dem hier absichtlich herbeigeführten Effekt einer Überernährung lässt sich jedoch gut erkennen, was auch beim Menschen passiert, wenn die Ernährung aus dem Gleichgewicht gerät. Da sind beispielsweise stark zuckerhaltige Nahrungsmittel, die in der Summe für die Leber tatsächlich noch viel schädlicher sind als Alkohol. Vor allem in zuckerhaltigen Getränken und in Fertigprodukten ist so viel Zucker enthalten, dass Ihr Körper bei hohem Konsum früher oder später Probleme bekommen wird. Die Leber kann diese hohen Zuckerkonzentrationen nicht komplett verarbeiten und entsorgen,

WANN FETT ZUM PROBLEM WIRD

Fette sind nicht grundsätzlich schlecht.
Aber die Balance entscheidet,
wann Ihre Leber Probleme bekommt.

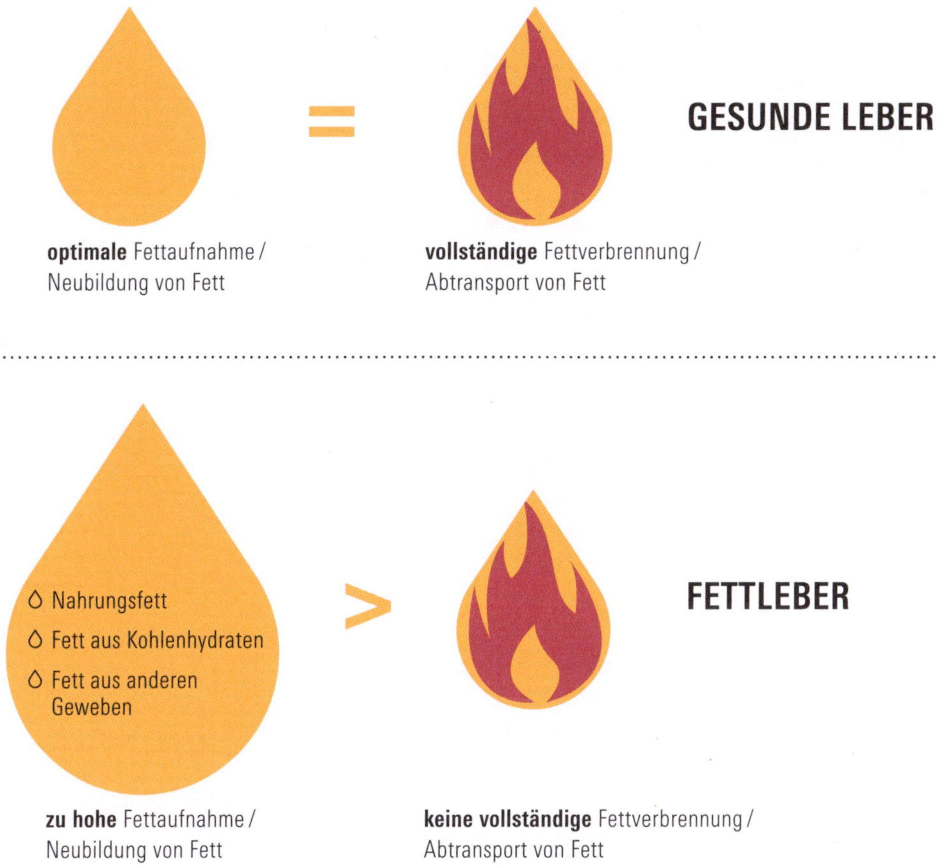

sondern wandelt sie in Fettsäuren um, die eingelagert werden, um für Notsituationen zur Verfügung zu stehen. Wird der Zucker jedoch ständig in hohen Dosen zugeführt, kann keine Notsituation mehr dazu führen, dass genug abgebaut wird. Die Konzentration erhöht sich, die Leber verfettet zunehmend.

Der Mensch hat in seinem Essenskonsum leider häufig kein Maß, das macht Übergewicht und Adipositas zu einem der Hauptrisikofaktoren für eine Fettlebererkrankung. Zu viel ist zu viel und schädigt mittel- und langfristig Ihre Leber. Keine Angst, das bedeutet nicht zwangsläufig, dass Sie von heute auf morgen und für immer auf Liebgewonnenes verzichten sollen. Es gilt hier, wie überall im Leben, das Motto des alten Paracelsus: Die Dosis macht das Gift. Anders gesagt: Eine Völlerei macht noch keine Fettleber, wird die Völlerei zur Gewohnheit, ist die Fettleber jedoch garantiert. Ich werde im Kapitel über Ernährung noch näher auf Details eingehen und dort auch erläutern, wie eine leberfreundliche Ernährung für Sie aussehen kann.

Diabetes: Ursache und Ergebnis

Wer Übergewicht sagt, muss leider häufig auch Diabetes sagen, genauer gesagt: Diabetes mellitus Typ 2. Eine Diabeteserkrankung kann von einer Fettleber ausgelöst werden, der Grund ist die erhöhte Zuckerproduktion der verfetteten Leber, die den Blutzuckerspiegel ansteigen lässt und ihn dauerhaft auf einem viel zu hohen Niveau hält. In der Folge können die Zellen den vielen Zucker nicht mehr aufnehmen und verarbeiten, was zu einer Insulinresistenz führt, die als Vorstufe von Diabetes Typ 2 gilt.

Auch das Hormon Fetuin-A spielt eine Rolle bei der aus einer Fettleber entstehenden Diabeteserkrankung. Eine verfettete Leber produziert dieses Hormon in zu großen Mengen und provoziert damit die Insulinresistenz. Ein hoher Fetuin-A-Wert kann das Risiko für Diabetes um bis zu 75 Prozent erhöhen.

Doch Diabetes Typ 2 kann nicht nur von der Fettleber ausgelöst werden, ein bereits vorhandener Diabetes ist seinerseits nicht selten auch der Grund für die Entwicklung einer NAFLD. Dabei hängen wiederum Übergewicht/Adipositas und Diabetes eng zusammen. Schaut man hier auf die Krankheitshäufigkeit, die genannte Prävalenz, zeigt sich ein eindeutiger Zusammenhang: Steigt die Prävalenz von Übergewicht, nimmt gleichzeitig auch diejenige des Diabetes Typ 2 zu. Bei übergewichtigen Menschen nimmt das Fettgewebe immer weiter zu, sodass sich die Fähigkeit zur Einspeicherung von Fett erschöpft. Der Organismus wird in der Folge mit freien Fettsäuren überlastet, die sich schließlich auch in den Leberzellen ablagern und dort zur Fettlebererkrankung führen. Die Fähigkeiten der Leber zu einem gesunden Fettstoffwechsel sind durch diese Überlastung deutlich eingeschränkt, es kommt zu einer immer ausgeprägteren Insulinresistenz (siehe Seite 28). Deren Auswirkung auf den Blutzucker führt dann zur Diabetes Typ 2. Insgesamt handelt es sich beim Zusammenhang zwischen der Fettleber und einem Diabetes um eine Art Teufelskreis, in dem beide Erkrankungen die jeweils andere auszulösen vermögen.

IM ALTER STEIGT DAS RISIKO: Sowohl die Prävalenz der nicht-alkoholbedingten Fettleber als auch die Schwere der Erkrankungen nehmen bei Patienten mit höherem Alter zu. Ein Grund dafür ist die sinkende Regenerationsfähigkeit der Leber mit dem Alter. Wenn die Schädigungen der Leber nicht mehr so schnell repariert werden können, steigt das Risiko, eine Fettleber zu entwickeln. Gleichzeitig bewegen sich viele Menschen mit zunehmendem Alter weniger und das erhöht das Risiko für Übergewicht.

Zu hoher Blutdruck ist ein weiteres ernsthaftes Risiko

Die Fettansammlungen in der Leber bei einer NAFLD beeinträchtigen den gesamten Stoffwechsel. Schaut man sich Betroffene von Lebererkrankungen an, so finden sich so gut wie immer spürbar erhöhte Werte für Blutdruck, Blutzucker und Blutfette. Die Insulinresistenz als typische Folge einer Fettleber lässt häufig zunächst den Blutdruck steigen und hält ihn in der Folge auch konstant zu hoch. Eine Regulierung des Stoffwechsels und damit auch eine Absenkung des Blutdrucks wird sich erst infolge einer Erholung der Leber und eines Rückgangs ihrer Verfettung einstellen.

GEFAHR BLUTHOCHDRUCK: Menschen mit einer Fettleber zeigen auf Grund der zu hohen Fettablagerungen in der Leber in vielen Fällen einen erhöhten Blutdruck, der unter anderem zu Herz-Kreislauf-Erkrankungen wie Schlaganfall oder Herzinfarkt führen kann. Fettleberpatienten im fortgeschrittenen Stadium sind dabei häufig von einem sogenannten Pfortaderhochdruck betroffen.

Beim Pfortaderhochdruck handelt es sich um eine besondere Form des Bluthochdrucks, bei der der Blutfluss der Lebergefäße gestört ist. In der kranken Leber vernarben dabei Gewebe und Gefäße. Während die Pfortader bei gesunden Menschen nährstoffreiches sauerstoffarmes Blut aus den Bauchorganen zur Leber transportiert, ist der Blutfluss über Lebervenen zum Herzen nur noch eingeschränkt möglich, da Vernarbungen die Gefäße verengen, das Blut staut sich. Die Blutmenge in der Pfortader und den anderen zum Herzen führenden Gefäßen steigt und der Pfortaderblutdruck erhöht sich. In der Folge nimmt das Blut zum Teil einen Umweg zum Herzen, über sogenannte Kollateralkreisläufe. Dabei bleiben schädliche Stoffe im Blut erhalten, die sonst in der Leber abgebaut worden wären. Ein Beispiel für eine Erkrankung, die auf diese Weise entsteht, ist die hepatitische Enzephalopathie im Gehirn, die im fortgeschrittenen Stadium zu heftigen Wahrnehmungs- und Denkstörungen bis hin zur totalen Verwirrung oder sogar komatösen Zuständen führen kann. Dabei ist vor allem die Ammoniakkonzentration im Gehirn stark erhöht, da dieser Giftstoff zuvor nicht abgebaut werden konnte.

Auch beim Thema Bluthochdruck gibt es wieder Zusammenhänge mit anderen Risikofaktoren. So lässt sich manchmal nicht ganz genau sagen, ob nun Henne oder Ei zuerst da war. Hat das Übergewicht den Bluthochdruck ausgelöst? Oder zunächst für eine Fettleber gesorgt, die dann wiederum Grund für Bluthochdruck ist? Letztlich hängen die hier genannten Risikofaktoren immer zusammen, bedingen sich gegenseitig. Während Sie etwa gegen ein Voranschreiten Ihres Alters nichts unternehmen können, sind andere Faktoren sehr wohl individuell beeinflussbar.

Nachdem Sie also nun einen ersten Einblick in dieses faszinierende Organ und seine Wechselbeziehungen bekommen haben, schauen wir uns im nächsten Kapitel näher an, was die Voraussetzungen dafür sind, eine diagnostizierte Fettleber wieder ins Gleichgewicht zu bringen und gesunden zu lassen. Wie die wenigen bereits hier angedeuteten Aufgaben der Leber zeigen, lohnt es sich!

SO WIRD IHRE LEBER GESUND

Bei Ihrem Projekt „Neustart für die Leber“ bekommen Sie tatkräftige Unterstützung: Wenn Sie etwas Disziplin mitbringen, macht die Leber den Rest selbst! Aber zuerst ist die eindeutige Diagnose der Fettleber wichtig.

Die Fettleber: Eine Diagnose ist wichtig!

Worüber sprechen wir, wenn wir von einer Fettleber sprechen? Das ist nicht immer so eindeutig. Und ab wann wird es richtig gefährlich?

Die Leber hat eine für die Erkennung von Leberkrankheiten ausgesprochen unpassende Eigenschaft: Sie schmerzt nicht. Grund dafür sind die bereits erwähnten fehlenden Nervenzellen im Inneren des Organs (siehe Seite 7). Sie können Ihrer Leber über einen sehr langen Zeitraum erheblichen Schaden zufügen, ohne dass sie Sie das spüren lässt. Sich dieser Tatsache bewusst zu sein, sollte unweigerlich dazu führen, über die eigene Lebensweise ganz unabhängig von unmittelbaren körperlichen Beschwerden nachzudenken. Denn eins ist auch klar: Die Fettleber ist bei fortgesetzter ungesunder Lebensweise nicht notwendigerweise das Ende der Fahnenstange. Das Risiko für Leberkrebs ist mit der Entstehung einer Fettleber deutlich erhöht. Und hier wird es kritisch: Die Regenerierungsfähigkeit der Leber endet in dem Moment, in dem es zu entzündlichen Prozessen kommt, die zunächst zu einer Fibrose führen. Diese ist dadurch gekennzeichnet, dass immer mehr Leberzellen absterben und die vorher vergrößerte Leber beginnt, sich zusammenzuziehen. Es entsteht Narbengewebe, das sich nicht mehr regeneriert. Schreitet dieser Prozess weiter voran, vernarbt das Gewebe immer weiter, die Leber schrumpft noch mehr und es entsteht eine Zirrhose, die am Ende zum Zusammenbruch des Organs führt.

Der erste Schritt, um sich Klarheit zu verschaffen, ist folglich ein ganz einfacher, den Sie unabhängig von der Frage nach Ihrer Leber immer gehen sollten. Vereinbaren Sie regelmäßige Gesundheits-Check-ups mit Ihrem Hausarzt, um die grundlegenden Fragen abzuklären. Anhand von Untersuchung und Laborwerten haben Sie so immer eine gewisse Sicherheit, rechtzeitig auf eventuelle Schwierigkeiten reagieren zu können.

Die Wahrscheinlichkeit, bei einer solchen Untersuchung Hinweise auf eine Fettlebererkrankung zu finden, ist leider gar nicht so gering. Etwa 25 bis 30 Prozent der Bevölkerung leiden mittlerweile an einer Fettleber, Tendenz steigend. Unsere Ernährungsgewohnheiten, zu viel Stress in Verbindung mit zu wenig Bewegung: All diese Faktoren begünstigen das Entstehen einer Fettleber und all der Risiken, die damit einhergehen. Körperlich gibt es erste Symptome, die auf eine Lebererkrankung hindeuten können: Zu nennen ist hier vor allem eine länger andauernde Müdigkeit und Abgeschlagenheit, die zu Konzentrationsschwierigkeiten und genereller Lustlosigkeit führt. Diese kann auch andere Hintergründe haben, wenn Sie sich jedoch vor Augen führen, dass die Leber der Hauptenergielieferant Ihres Körpers ist, wird schnell klar, dass die Wahrscheinlichkeit eines Leberproblems bei diesen Symptomen nicht so klein ist. Die Müdigkeit ist in diesem Sinne so etwas wie der Schmerz der Leber. Höchste Zeit, zum Arzt zu gehen, wird es, wenn Sie merken, dass Sie sich zum Schlafen nicht mehr schmerzfrei auf die rechte Seite drehen können. Das ist ein Hinweis auf die Kapseldehnung im Inneren der Leber, die dann tatsächlich einen fühlbaren Schmerz im rechten Oberbauch verursacht. Da dieser erst auftritt, wenn die Leber bereits ihre Größe deutlich verändert hat, ist zu diesem Zeitpunkt Eile geboten und eine sofortige intensive Leberdiagnostik sollte stattfinden.

DIE KAPSELDEHNUNG – WAS STECKT DAHINTER? Die Leber besitzt eine bindegewebsartige Außenhülle, die sogenannte Glisson-Kapsel oder auch einfach nur Leberkapsel. Diese besitzt im Gegensatz zur Leber selbst sensible Nervenenden, die bei einer extremen Vergrößerung der Leber für den Kapseldehnungsschmerz sorgen können. Er ist dann ein akutes Zeichen für ein Leberproblem.

Auch wenn Sie dieses Buch gekauft haben, weil Sie bereits eine Fettleberdiagnose erhalten haben, lohnt es sich, an dieser Stelle ein paar Worte darüber zu verlieren, wie die verschiedenen Diagnoseverfahren aussehen, was wann zur Anwendung kommt und was auf diese Weise sichtbar gemacht werden kann. Die Fettleber bleibt ja nicht „stehen“, wenn sie einmal diagnostiziert wurde, sondern verschlimmert sich je nach Lebensstil und dem Ignorieren des ärztlichen Befundes. Und Ihr Hausarzt wird hier regelmäßige Kontrollen empfehlen.

EIN HEIKLES SYSTEM

Wenn der Körper mit zu viel Zucker zu tun hat, kommt es nicht nur zu einem Diabetes. Auch die Leber kommt aus dem Takt.

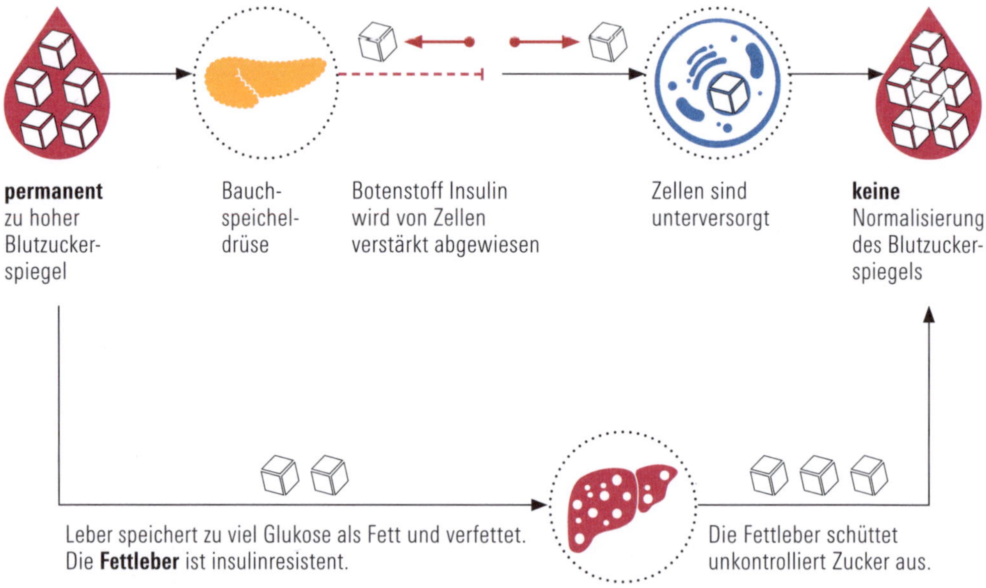

INSULINRESISTENZ: Die Zellen reagieren nicht mehr ausreichend auf Insulin. Die Zellen nehmen so weniger Glukose auf. Der Blutzucker ist permanent zu hoch. Die Leber lagert Glukose als Fett ab.

IN IHRER KRANKENAKTE VERMERKT: Im medizinischen Zusammenhang wird vor allem in offiziellen Dokumenten wie Arztbriefen und Diagnosen eher nicht von einer Fettleber die Rede sein. Dort steht in der Regel entweder etwas von Steatosis oder es wird das Kürzel NAFLD für „Non Alcoholic Fatty Liver Desease" (übersetzt: nicht-alkoholische Fettleber) benutzt.

Wie Sie bereits im vorherigen Kapitel erfahren haben, hat die gesunde Leber ein Gewicht von bis zu 2 000 Gramm, damit sind ihre Ausmaße derart beschaffen, dass sie bequem in Ihrem rechten Oberbauch Platz findet. Eine Schädigung der Leber geht zunächst immer mit einer Vergrößerung des Organs einher, die auf der Verfettung eines nennenswerten Anteils der Leberzellen beruht. Erst bei einer Zirrhose schrumpft das Organ wieder, weil die Zellen dann eben nicht mehr „fetter" werden, sondern beginnen abzusterben und auch nicht mehr neu gebildet werden. Die Diagnose Fettleber bezieht sich auf den prozentualen Anteil an Zellen, die von einer solchen Verfettung betroffen sind. Bei einer Ultraschalluntersuchung, die auf eine Fettleber hinweist, sind etwa 20 Prozent der Zellen betroffen, mit einer Biopsie (siehe Seite 34) kann man die Erkrankung bereits ab einem Anteil von fünf Prozent nachweisen, auch hier spricht man bereits von einer Fettleber.

Hauptverursacher für die Entstehung einer Fettleber ist Zucker (siehe Seite 18). Wir erinnern uns, über Kohlenhydrate nimmt Ihr Körper Blutzucker auf und verteilt ihn vor allem an Muskeln und Gehirn sowie zu einem guten Teil eben auch an die Leber. Als Blutzucker wird die Konzentration von Glukose im Blut bezeichnet. Besonders die Muskeln nehmen nach dem Essen viel Glukose auf, die in Form von Glykogen gespeichert und gegebenenfalls durch Bewegung direkt wieder verbraucht wird. Die Versorgung der Muskulatur mit Energie erfolgt sowohl über die Leber als auch direkt über die Aufnahme von Glukose.

Die Leberzellen fungieren außerdem als wichtiger Speicherort für Nährstoffe wie Vitamine, Lipide oder Glukose und können sie bei Bedarf dorthin im Körper verteilen, wo sie gebraucht werden. Müssen Muskeln wenig arbeiten, wie es heute in Zeiten von häufiger Schreibtischarbeit und einer Freizeit auf dem Sofa mit verschiedenen digitalen Medien leider immer häufiger der Fall ist, sinkt der Glykogenspiegel kaum. Glukose wird zwar weiter aufgenommen, nun jedoch in Fett umgewandelt, wodurch die Verfettung der Leber voranschreitet. Normalerweise sorgt Insulin dafür, dass diese Aufnahme stattfindet, doch irgendwann ist eine Kapazitätsgrenze erreicht und eine Insulinresistenz entsteht, die wiederum die Entstehung von Diabetes mellitus begünstigt (siehe Seite 20). Diese Resistenz ist ein Prozess, der über einen langen Zeitraum voranschreitet. Zunächst mal wird der Muskel dann doch Glukose aufnehmen, da die Bauchspeicheldrüse angeregt wird, zur Blutzuckersenkung mehr Insulin auszuschütten. Die schiere Menge des ausgeschütteten Insulins sorgt dann dafür, dass die Muskeln weiterhin Glukose aufnehmen. Mit der Zeit werden sie jedoch immer resistenter, der Aufwand wird immer höher und immer mehr Insulin wird benötigt, um den Blutzucker im Normbereich zu halten. Für die Leber gilt dieser Vorgang genauso. Hier sorgt der immer höhere Aufwand dafür, dass die Verfettung der Leberzellen immer weiter steigt. Wir haben also eine Insulinresistenz bei der Leber vorliegen, bei der der gesamte Stoffwechsel aus dem Gleichgewicht gerät, weil die Leberzellen nicht auf Insulin reagieren und Zellsignale nicht richtig durchgeführt werden. Auch die Bauchspeicheldrüse wird stark belastet und ist in ihrer Funktion gefährdet.

Neben dem Zucker spielen die Fettsäuren eine große Rolle für die Entstehung der Fettleber (dazu erfahren Sie mehr ab Seite 113). Diese gelangen zu etwa 15 Prozent über die Nahrung in die Leber, der Rest ist im Fettgewebe eingespeichert. Menschen mit einer Fettleber haben grundsätzlich einen hohen Anteil an Fettsäuren im Blut. Somit sorgt die steigende Insulinresistenz der Leber durch falsche Ernährung für ein Ungleichgewicht zwischen der Einlagerung von Fett in der Leber und dessen Verbrennung. Auf diese Weise entsteht eine Fettleber.

Können Sie selbst merken, dass etwas nicht stimmt?

Die Tatsache, dass die Verfettung eines großen Teils der Leberzellen zu einer Vergrößerung des Organs führt, bedeutet, dass bereits mit einer Tastuntersuchung von jedem Hausarzt und jeder Hausärztin festgestellt werden kann, dass ein Problem mit der Leber vorliegt. Zusätzlich werden sie die Leberwerte bestimmen lassen, doch dazu im nächsten Abschnitt mehr.

Mit der Tastuntersuchung können Lage und Größe der Leber erfasst und in Verbindung mit einer Analyse der Leberwerte gegebenenfalls weitere Untersuchungen vorgenommen oder veranlasst werden, die sich auf bildgebende Verfahren stützen. Mit diesen Verfahren lässt sich dann eine verfeinerte Diagnostik erzielen und die Probleme der Leber genauer eingrenzen.

Dies wird zunächst in der Regel eine Ultraschalluntersuchung sein, auch als Sonografie bezeichnet. Mit dieser kann nicht nur die Größenveränderung der Leber genauer nachvollzogen werden, sondern es lassen sich sogar Farbunterschiede zum Normalzustand erkennen. Vor allem im Vergleich zur Niere ist eine Fettleber deutlich heller. Wenn dieser Unterschied klar zu sehen ist, erhärtet das die Diagnose einer Fettleber. Die Sonografie der Leber diente lange Zeit vor allem der Diagnostik von Gallensteinen. Mit zunehmender technischer Ausgereiftheit der Ultraschallgeräte wurde jedoch eine immer spezifischere Leberdiagnostik möglich. Der Einsatz von Ultraschall-Kontrastmitteln ist heute sogar geeignet, eine weitergehende Diagnostik unter Strahleneinsatz (CT) zu vermeiden, da auf diese Weise Leberveränderungen noch besser sichtbar gemacht werden können. Das Kontrastmittel ist gut verträglich und kann den Blutfluss real darstellen. Kommt es beispielsweise zu einer Mehranreicherung von Kontrastmittel, könnte das ein Hinweis für einen Tumor in der Leber sein.

Die Leberwerte lügen nicht

Wie erkennt Ihr Arzt, dass ein Problem vorliegen könnte und dass eine weitere Diagnostik nötig ist? Die Antwort ist einfach: Am Beginn fast jeder weiterführenden Leberdiagnostik und -behandlung stehen Leberwerte, die sich nicht im Normbereich befinden und auf eine Erkrankung hindeuten. Ihre Leberwerte sollten Sie regelmäßig im Rahmen eines Gesundheitschecks in der hausärztlichen Praxis bestimmen lassen. So haben Sie und Ihre Ärztin oder Ihr Arzt Kontrolle über diesen wichtigen Parameter Ihrer Gesundheit. Sie können dann gegebenenfalls rechtzeitig Maßnahmen ergreifen, um die durch die Werte aufgezeigte Problematik näher untersuchen zu lassen.

Abseits der regulären Checks-ups sollten Sie auf Anzeichen achten, die auf ein Leberproblem und eine notwendige außerplanmäßige Überprüfung der Werte aufmerksam machen. Neben der bereits erwähnten Müdigkeit kann das eine ungewöhnliche Zunahme des Bauchumfangs sein, Gelbverfärbungen der Haut oder der Augen oder ein unangenehmer beständiger Juckreiz. Ein Druckgefühl im rechten Oberbauch kann auf eine Vergrößerung der Leber hinweisen, bisweilen hat auch der Urin eine bräunliche Färbung.

Sie merken schon: All diese Symptome sind leider recht unspezifisch und können auf andere gesundheitliche Probleme verweisen. Lediglich die Gelbverfärbung der Augen ist ein eindeutiges Indiz für eine starke Leberschädigung. Darüber hinaus sollte bei den genannten Symptomen immer auch an die Leber gedacht werden. Sprechen Sie Ihren Hausarzt oder Ihre Hausärztin ruhig direkt auf den Verdacht an.

SOLIDE BELEGE! Die Leberwerte werden im Rahmen einer Laboruntersuchung Ihres Blutes festgestellt und verweisen bei nicht normgerechten Werten auf unterschiedliche Probleme der Leber. Diese Werte sind unbestechlich, man kann sie nicht künstlich beeinflussen, daher gilt für jede medizinische Beschäftigung mit der Leber: Die Leberwerte lügen nicht!

Grundsätzlich ist es so, dass es bei einer erstmaligen leichten Erhöhung der Werte kein Grund zu gesteigerter Besorgnis gibt. Eine solche Erhöhung kann viele harmlose Gründe haben, die nicht in Verbindung mit einer Erkrankung der Leber stehen. So führt eine zeitweilig opulentere Ernährung, etwa im Urlaub, bisweilen zu einer vorübergehenden Erhöhung der Werte, die wieder sinken, wenn „normal" gegessen wird. Gleichwohl sollte eine solche Erhöhung Anlass für eine Kontrolle der Werte in kürzeren Abständen sein. Eine Frequenz von zwei bis drei Monaten für die nächste Kontrolle bietet sich hier beispielsweise an. Entscheidend für ein weiteres Vorgehen ist eine dauerhafte Erhöhung der Werte.

Verschiedene Studien haben gezeigt, dass etwa 20 Prozent aller Patienten und Patientinnen bedenklich veränderte Leberwerte aufweisen. In den letzten zehn Jahren ist indes eine stetig leicht steigende Tendenz feststellbar, die somit auch Auswirkung auf die Häufigkeit und Relevanz von Fettlebererkrankungen hat. Eine immer bewegungsärmere und sich ungesünder ernährende Gesellschaft trägt hier ihren Teil zu dieser Entwicklung bei. Welche Werte sind es nun, die Relevanz für die Beurteilung des Gesundheitszustands Ihrer Leber haben? Es handelt sich dabei immer um Werte, die über eine

Untersuchung des Blutes festgestellt werden, da die Leber über das Blut die Stoffwechselprozesse im Körper steuert. Grundsätzlich verweisen zu hohe Leberwerte immer auf eine Funktionsstörung der Leber, etwa im Bereich der Produktion von Enzymen, darüber hinaus auf mögliche Leberzellschäden oder eine Störung der Interaktion von Leber und Gallenblase, genannt Cholestase. Bei der Cholestase gibt es entweder Probleme mit der Bildung der Gallenflüssigkeit in der Leber oder mit dem Abfluss derselben über die Gallenwege. Allgemein spricht man immer von zu hohen Leberwerten, tatsächlich jedoch verweisen bei bestimmten Stoffen auch zu niedrige Werte auf ein Leberproblem. Dazu gehören folgende Werte:

1 **ALBUMIN:** Albumin ist ein Transporteiweiß. Es sorgt für Flüssigkeitsverteilung und Flüssigkeitsbindung. Darüber hinaus dient es dem Transport von Hormonen, Medikamenten und Antibiotika und besitzt antioxidative Eigenschaften.

2 **BILIRUBIN:** Bilirubin entsteht beim Abbau des Hämoglobins, dem Blutfarbstoff der roten Blutkörperchen. Man spricht dabei von direktem und indirektem Bilirubin. Ersteres ist ein Hinweis auf eine Schädigung in der Leber, Letzteres kann auf eine Erhöhung des Wertes durch Hämolyse hinweisen, also der Auflösung von roten Blutkörperchen. Dazu kommt es beispielsweise, wenn diese das Ende ihres natürlichen Lebenszyklus erreicht haben.

3 **QUICKWERT:** Der Quickwert sagt etwas über die ordnungsgemäße Fähigkeit zur Blutgerinnung aus. Er wird etwa zur Kontrolle bei der Einnahme gerinnungshemmender Medikamente durchgeführt oder auch generell vor Operationen. Er wird in Prozent angegeben, der Normwert liegt zwischen 70 und 130 Prozent.

BLUTGERINNUNG: Der INR-Wert (International Normalized Ratio) ist ein standardisiertes Verfahren, mit dem die Blutgerinnungsfähigkeit geprüft wird. Er wird mittelfristig den Quickwert ablösen, da dieser je nach Testmethode zu stark variiert. Mit dem INR-Wert gibt man den Faktor an, um den die Gerinnungszeit des Blutes durch die Einnahme eines Gerinnungshemmers verlängert wird.

Die klassischen erhöhten Werte finden sich bei den Leberenzymen AST/GOT und ALT/GPT. AST steht für Aspartat-Aminotransferase (früher auch GOT genannt, für Glutamat-Oxalazetat-Transaminase). Das ist ein Enzym, das unter anderem in den Leberzellen vorkommt. Sind die Zellen geschädigt, gelangt das Enzym ins Blut. Die AST-Werte zeigen das Ausmaß der Leberschäden dann an. ALT steht für Alanin-Aminotransferase (früher auch GPT genannt). Dieses Enzym kommt vor allem in der Leber vor. Auch dieses gelangt bei einer Leberschädigung ins Blut. Darüber hinaus wird auf die Konzentration der Enzyme Glutamatdehydrogenase (GLDH), Gamma-Glutamyltransferase (Gamma-GT) sowie Alkalische Phosphatase (AP) getestet, die alle bei dauerhaft zu hohen Werten auf die Zerstörung von Leberzellen hindeuten. Der Wert des C-reaktiven Proteins (CRP), das in der Leber selbst produziert wird, kann ein Hinweis auf Entzündungsprozesse in der Leber sein. Das gilt ebenso für die Werte des Ferritin, eines sogenannten Speichereisens, sowie des Transferrin, eines Proteins, das Eisen transportiert.

Wenn die Werte sechs Monate oder länger außerhalb des Normbereichs liegen oder von Anfang an bereits deutlich erhöht sind (das Dreifache der Normwerte oder mehr), ist eine weitergehende Diagnostik unbedingt angeraten. Das ist der Zeitpunkt, an dem Ihre Hausärztin oder Ihr Hausarzt Sie spätestens in eine fachärztliche Praxis überweisen sollte. Auch das Verhältnis der einzelnen Enzymwerte zueinander hat eine gewisse Aussagekraft, denn es kann auf die Ursache der Schädigung hinweisen! Und hier muss ein Facharzt mit ins Boot geholt werden, der diese Werte bestens kennt und lesen kann.

Insgesamt lässt sich sagen, dass mit einer Bestimmung der genannten Werte mehr als 90 Prozent aller Lebererkrankungen erkannt werden können, mit Ausnahme von Leberkrebs, für den es andere Marker gibt, etwa das Alpha-Fetoprotein (AFP), das bei Lebertumoren im Blut häufig merklich erhöht ist.

„TROCKEN" NICHT AUTOMATISCH „GUT": Bei der nicht-alkoholischen Fettleber (NAFLD) entsteht der Tumor bereits, bevor es zu einer Leberzirrhose gekommen ist. Bei der alkoholischen Variante steht die Zirrhose hingegen immer vor dem Tumor. Der Grund ist eine wahre Überflutung der Leber mit Fettsäuren, die die krankhafte Veränderung direkt hervorrufen.

DIE SYMPTOME: SICHTBAR UND UNSICHTBAR

Die Diagnose Fettleber ist ein Puzzle. Vor allem braucht es einen versierten Arzt, der Sie dazu umfassend berät.

KÖRPERLICHE SYMPTOME

- unspezifische Symptome wie Müdigkeit und Abgeschlagenheit
- Druckempfindlichkeit im rechten Oberbauch
- Völlegefühl, Übelkeit und auch Erbrechen
- vergrößerte Leber
- Gelbsucht der Haut oder Bindehäute

LABORWERTE (REFERENZBEREICH)

- Alanin-Aminotransferase (ALT): Frauen 10–35 U/l, Männer 10–50 U/l
- Albumin: 3,5–5,4 g/dl
- Alkalische Phosphatase (ALP): Frauen 35–104 U/l, Männer 40–129 U/l
- Alpha-Fetoprotein (AFP): <10 µg/l
- Aspartat-Aminotransferase (AST): Frauen 10–35 U/l, Männer 10–50 U/l
- Bilirubin: < 1,1 mg/dl
- Gamma-Glutamyltransferase (GGT): Frauen 5–39 U/l, Männer 10–66 U/l

BILDGEBENDE UND ANDERE VERFAHREN

- Ultraschall (Sonografie): Eine Fettleber ist vergrößert und hell.
- MRT (Magnetresonanztomografie): Die Leber kann sehr genau ausgemessen werden und die Vergrößerung bestimmt werden.
- MRCP (Magnetresonanz-Cholangiopankreatikographie) ermöglicht zudem eine detaillierte Untersuchung des Pankreas- und Gallengangsystems.
- Biopsie bei unklarer Hepatologie: Die Biopsie ermöglicht den Schweregrad der Fettleber und eine mögliche Fettleberhepatitis zu diagnostizieren.

Die Höhe der Werte an sich lässt noch keine Rückschlüsse auf die Schwere der Leberschädigung zu, sodass es immer nur um einen Ausgangspunkt für eine weitergehende Diagnostik mit den hier dargestellten Methoden gehen kann. Die Leberwerte treffen auch nicht nur eine Aussage in Bezug auf eine mögliche Fettlebererkrankung, sondern können darüber hinaus auf weitere Leberkrankheiten von verschiedenen Hepatitis-Formen bis hin zu Tumoren verweisen.

Noch genauer hinsehen – Die bildgebenden Verfahren

Die radiologischen Möglichkeiten der Leberdiagnostik haben über die Jahrzehnte immer wieder Verbesserungen und Verfeinerungen erfahren, mit denen eine noch genauere Beurteilung von Leberschäden möglich ist. Neben der Fettleberdiagnostik kommen diese Methoden vor allem auch hinsichtlich von Tumoren und Metastasen in der Leber zum Einsatz.

VORSICHT WALTEN LASSEN: Sowohl bei der Computertomografie (CT) als auch bei der Magnetresonanztomografie (MRT) gibt es Ausschlusskriterien, aufgrund derer diese Methoden bei bestimmten Patienten nicht zur Anwendung kommen können. Bei der CT ist eine Jodallergie ein solcher Grund, da dann das Kontrastmittel nicht vertragen wird. Bei der MRT sind Menschen mit Herzschrittmachern unter Umständen ausgeschlossen.

Bei der CT wird über die Vene ein jodhaltiges Kontrastmittel injiziert. Mit der Untersuchung über das CT erhält der Arzt hochauflösende Bilder, die eine gute räumliche Vorstellung vom Zustand des Organs erlauben und beispielsweise die Qualität der Durchblutung sichtbar machen. Bei diesem Verfahren werden Röntgenstrahlen angewandt, was bisweilen kritisch gesehen wird und im Einzelfall mit dem behandelnden Arzt besprochen werden sollte.

Die MRT kommt ohne Röntgenstrahlung aus und liefert durch eine noch höhere Auflösung eine noch bessere räumliche Sicht als die CT. Verschiedene Verfahren ermöglichen dabei eine Bestimmung des Fettanteils der Leber. Mittels MRT lassen sich natürlich nicht nur die Fettlebererkrankung, sondern auch andere mit der Fettleber in Verbindung stehende Erkrankungen wie eine Fibrose und schließlich eine Zirrhose diagnostizieren und analysieren. Sogar die Eisenkonzentration in der Leber, die bei zu hohen Werten krankhaft ist, lässt sich mit dieser Methode sehr gut kontrollieren.

Eine MRT-Untersuchung der Leber dauert in der Regel zwischen 30 und 40 Minuten. Man liegt dabei auf dem Rücken und muss für eine optimale Qualität der Bilder möglichst ruhig liegen. Etwa acht Stunden Nüchternheit vor der Untersuchung ist hier ebenfalls erforderlich. Wie jede MRT-Untersuchung ist diese schmerzfrei, kann jedoch durch die lauten Klopfgeräusche als unangenehm empfunden werden. In der Regel erhält man aber Kopfhörer, die den Schall dämpfen, manchmal wird auf Wunsch auch Musik eingespielt, die das Klopfen erträglicher macht.

Speziell zur Bestimmung der unterschiedlichen Grade der Leberverfettung ist die CAP (Controlled Attenuation Parameter)-Messung mittels des Fibroscan-Gerätes entwickelt worden. Dabei wird ein spezieller Ultraschallkopf verwendet, um die Lebersteifigkeit zu ermitteln. Der ausgesendete Ultraschall fühlt sich dabei wie ein leichtes Klopfen an der Bauchdecke an. Die Schallwellen laufen durch die Leber und zwar umso schneller, je fester das Lebergewebe ist. Das Verfahren kommt ursprünglich aus der Käseherstellung, um den Reifegrad von Käselaiben zu bestimmen. Die Fibroscan-Messung eignet sich sehr gut dazu, den Fibrosegrad der Leber zu bestimmen, was vorher ausschließlich über eine Biopsie möglich war. Man hat hier ein nicht-invasives Verfahren entwickelt, um ein invasives zwar nicht zu ersetzen, aber seine Anwendung zumindest weniger häufig notwendig zu machen. Das erleichtert sowohl für Ärzte und Ärztinnen als auch für Betroffene die Diagnose und Behandlung, da die Hemmschwelle eines direkten Eingriffs in den Körper (invasiv) vielfach wegfällt zugunsten eines schmerzfreien „Blicks" von außen (nicht invasiv). Noch wird diese Messung allerdings nicht von den Krankenkassen übernommen und muss als IGEL-Leistung selbst bezahlt werden.

Je fester die Leber sich bei der Leberelastizitätsmessung (CAP) zeigt, desto weiter vorangeschritten ist der Fibrosegrad und desto größer die Gefahr, dass die Leber bei Nichtbehandlung in der Folge eine Zirrhose entwickelt. Obwohl es mittlerweile selbst bei einer Zirrhose Möglichkeiten einer Revitalisierung gibt, bewegen wir uns hier dann meist im Bereich einer irreversiblen (nicht mehr zu behebenden) Leberschädigung.

Finale Klarheit: Die Biopsie

Die Medizin versucht heute weitgehend auf bildgebende Verfahren zu setzen. Doch gibt es immer noch Grenzen dieser Verfahren, die eine invasive Methode, die Leberbiopsie, dann doch notwendig machen. Bevor Verfahren wie die Leberelastizitätsmessung und andere nicht-invasive Verfahren weitere Verbreitung fanden, galt die Biopsie diagnostisch als Goldstandard, um über eine nicht-alkoholische Fettlebererkrankung diagnostisch Klarheit zu bekommen. Heute findet sie nur noch dann Verwendung, wenn die bildgebenden Methoden keine eindeutigen Ergebnisse im Hinblick auf den Grad der fortgeschrittenen Leberschädigung erbringen können. Die Biopsie ist nach wie vor die einzige Methode, um sicher zwischen einer einfachen Fettleber (Steatose) und einer nicht-alkoholischen Steatohepatitis zu unterscheiden, also die Frage zu klären, ob bereits eine Fibrose vorliegt (und welchen Grades sie ist) oder nicht. Statistisch lässt sich sagen, dass etwa ein Viertel der Erwachsenen mit einer Fettlebererkrankung bereits fibrotische Erscheinungen zeigt.

Besonders im Falle einer fortgeschrittenen Adipositas kommt die Biopsie noch häufig zum Einsatz, da der Fibroscan hier – weil er durch eine wesentlich dickere Schicht gehen muss – an seine Grenzen gerät. Mit zunehmender Verfeinerung der Messstrategie schicken sich Methoden wie die Leberelastizitätsmessung indes an, die Notwendigkeit einer Biopsie immer weiter zu verringern.

Wenn aber nun doch eine Biopsie nötig wird, was erwartet Sie? Die meisten Biopsien werden perkutan durchgeführt. Das bedeutet, dass der Hepatologe (Leberspezialist) durch die über der Leber befindliche Haut an die Leber gelangt und eine Gewebeprobe des Organs entnimmt, die anschließend im Labor untersucht werden kann. Dazu wird vorher per Ultraschall die Einstichstelle für die Punktion bestimmt und dann örtlich betäubt. Es wird ein sogenannter Stanzzylinder eingeführt, mit dem die Probe entnommen werden kann. Nach der Intervention ist für Betroffene eine kurze Ruhezeit nötig, auch wird ein Ultraschall durchgeführt, um eventuelle Nachblutungen rechtzeitig erkennen und behandeln zu können.

Eine regelmäßige Kontrolle der Leberwerte ist also der erste Schritt, um Ihr Kraftwerk trotz fehlender Schmerzfähigkeit im Auge zu behalten. Sollte es zu Problemen kommen und eine Verfettung Ihrer Leber festgestellt werden, sind Sie so auf der sicheren Seite, was Gegenmaßnahmen betrifft, denn diese können Sie sofort und gezielt einleiten, um Ihrer Leber eine Selbstheilung zu ermöglichen.

Ewige Jugend? Bei Ihrer Leber ist das möglich!

Das kann nur Ihre Leber: Sie kann sich selbst reparieren, wenn man sie lässt. Das ist Chance und Verpflichtung zugleich.

Als Kind gibt es viele spannende Erzählungen der Erwachsenen, denen man mit offenem Mund zuhört, weil sie eigentlich unglaublich klingen, aber trotzdem wahr sein sollen. Dazu gehört sicherlich die Geschichte vom Regenwurm, den man in der Mitte teilen kann und der trotzdem weiterlebt, weil der fehlende Körperteil einfach nachwächst. Nun, irgendwann lernt man dann, dass die Geschichte im wahrsten Sinne des Wortes nur halb stimmt: Denn nur der vordere Teil des Regenwurms besitzt diese Regenerationsfähigkeit, nimmt man den abgetrennten hinteren Teil, so wächst diesem kein neuer Kopf und keine neue Mundöffnung, er stirbt nach kurzer Zeit ab. Der vordere Teil allerdings kann den hinteren Teil und dessen Funktion des Verdauungsprozesses ersetzen. Auch andere Tierarten wie beispielsweise das Axolotl sind in der Lage, schwerwiegende Schädigungen ihres Körpers aus eigener Kraft zu „reparieren", Gliedmaßen und sogar Hirngewebe nachwachsen zu lassen.

Leider ist der menschliche Körper in all seinen Teilen zu komplex, um derartige Revitalisierungsleistungen zu vollbringen. Verliert der Mensch ein Bein oder einen Arm, kann die moderne Medizin mit Prothesen und Ähnlichem helfen und das Körperteil künstlich nachbilden, doch aus sich selbst heraus ist der Körper nicht dazu in der Lage, Teile nachwachsen zu lassen. Vor diesem Hintergrund stellt die Leber eine einzigartige Besonderheit unter den Organen dar: Sie ist der einzige Teil des menschlichen Körpers, der unter bestimmten Umständen komplett regenerierbar ist. Sie kann selbst länger andauernde Schädigungen durch falsche Ernährung, Alkohol oder andere toxische Substanzen in relativ kurzer Zeit so gut wie ungeschehen machen. Ein Wunder der Natur.

MORGEN GESUND? Wie lange die Leber für die Regeneration genau braucht, lässt sich nicht exakt vorhersagen, denn das ist abhängig von zwei Faktoren: Wie schwer ist die vorliegende Schädigung bereits und über welchen Zeitraum hat die schwere Schädigung des Organs stattgefunden? Eine früh diagnostizierte Fettleber wird sich schneller regenerieren als ein Organ, das bereits auf dem Weg zur Fibrose ist.

Doch dieser Umstand entlässt Sie nicht aus der Verantwortung, denn auch die Regenerationsfähigkeit Ihrer Leber hat Grenzen. Ist aus der Fettleber eine Fibrose geworden und schließlich eine Zirrhose, stehen die Chancen auf eine Selbstheilung des Organs immer schlechter (siehe Seite 41). Zwar weiß man mittlerweile, dass selbst bei einer Zirrhose noch eine kleine Möglichkeit besteht, dass sich die Leber selbstständig regeneriert, doch ist das keine Option, auf die man sich verlassen sollte.

Fettleber? Jetzt nur keine Panik!

Es ist also die gute Botschaft: Sie haben alle Karten in der Hand und können Ihr zentrales Leistungsorgan – ich hoffe das wurde nach dem bisher Geschriebenen deutlich – nach Kräften dabei unterstützen, einen Neustart zu versuchen. Stellen Sie sich das Ganze vor wie ein Smartphone, das mit der Zeit mit immer neuen Apps und immer mehr Datenmüll überfrachtet wurde. Irgendwann arbeitet es immer langsamer, Programme funktionieren nicht mehr, anstatt seine hilfreiche Aufgabe zu erfüllen, stürzt es immer häufiger ab. Schließlich bleibt nur noch eine Option: Sie setzen das Gerät auf die Werkseinstellungen zurück. Anschließend sind die ganzen Verknüpfungen und Überfrachtungen, die die Funktionstüchtigkeit des Smartphones behindert haben, verschwunden und es kann wieder normal betrieben werden, dieses Mal jedoch, indem Sie stärker beachten, welche Apps und Daten zuletzt für die Probleme gesorgt haben.

Die Regeneration und Revitalisierung Ihrer Leber kommt diesem Rücksetzen auf die Werkseinstellungen schon ein wenig nahe. Schädliche Veränderungen der Leber werden gelöscht, gesunde Zellen entstehen neu und das Organ kann seine wichtigen Funktionen wieder im vorgesehenen Ausmaß erfüllen.

Reparieren und neu wachsen lassen

Die Leber ist nun kein Regenwurm. Aber auch sie ist in der Lage, sich selbst zu erneuern, selbst wenn die Hälfte des Organs entfernt wurde. Wie das möglich ist, ist seit Langem Gegenstand der Forschung und wurde erst in jüngster Zeit besser verstanden. Wir sprechen hier von Regeneration, da ein entfernter kranker Teil der Leber sich selbstständig neu aufbaut, eine Fähigkeit, die kein anderes Organ im Körper besitzt.

Wie Forscher zeigen konnten, erhalten die Leberzellen von den Endothelzellen, also den Zellen der Blutgefäße, Signale zum Wachstum durch einen erhöhten Blutfluss sowie eine damit einhergehende Erweiterung der Blutgefäße. Sogar wenn ein Teil der Leber fehlt, kann dieser komplett neu aufgebaut werden. Es verstärkt sich der Blutfluss im restlichen Teil und signalisiert damit den vorhandenen Leberzellen, dass Wachstum angesagt ist. Ein solches Signal ist der Hepatocyte Growth Factor (HGF). Er ist entscheidend für Wachstum und Bestand der Leberzellen.

AUS DER FORSCHUNG: Der HGF wurde 1984 entdeckt, als man seine Bedeutung für die Regeneration und das Wachstum von Leberzellen beschrieb. Er hat jedoch auch auf andere Wachstumsprozesse im Körper Auswirkung, etwa bei der Entstehung des Embryos oder bei der Ausbildung bestimmter Strukturen in der Niere oder den Brustdrüsen. Darüber hinaus ist er generell an Regenerations- und Wundheilungsprozessen im Körper beteiligt.

Sobald die Leber ihre normale Größe erreicht hat, normalisiert sich die Blutmenge wieder und das Wachstum wird eingestellt. Auf diese Weise ist es möglich, dass das Organ eine wie von Zauberhand gesteuerte Regenerationsfähigkeit besitzt. Sie beginnt zu wachsen, wenn Ihre Organgröße reduziert wurde und hört genauso automatisch wieder damit auf, wenn sie den Sollwert wiederhergestellt hat. Diese Regeneration gilt nicht nur beim Fehlen eines Teils der Leber, sondern sie betrifft auch den Ersatz von Leberzellen, die der Vergiftung der Leber durch von außen zugeführte Stoffe nicht mehr Herr werden konnten und abgestorben sind. Dieser Prozess läuft auch bei der Fettleber ab, wenn die verfetteten Zellen ersetzt werden.

Die Leber ist durch ihre stete Regenerationsfähigkeit so etwas wie der Jungbrunnen unseres Körpers. Die Forschung hat herausgefunden, dass die Leber – ganz unabhängig von unserem Geburtsjahr – nie älter als drei Jahre ist.

ALTER KEINE FRAGE DES ALTERS: Mittels einer Technik, die man als retrospektive Radiokohlenstoff-Geburtsdatierung bezeichnet, konnten Forscher zeigen, dass die Alterungsprozesse des Körpers keinen Einfluss auf das Alter der Leber haben. Man untersuchte Studienteilnehmende mit einem Lebensalter zwischen 20 und 84 Jahren und stellte fest, dass die Leber bei allen in etwa das gleiche Alter hatte.

Der ständige Austausch der Leberzellen ist dafür verantwortlich, eine Erkenntnis, die bei der weiteren Erforschung von Leberkrankheiten von großer Bedeutung sein wird. Die ständige Regeneration des Organs hält es jung, auch ersetzen sich die Leberzellen bei alten und bei jungen Menschen in gleichem Maße. Die Leber unterscheidet sich damit von allen anderen regenerativen Prozessen des menschlichen Körpers, die mit dem Alter immer weiter abnehmen.

Die Erforschung der komplexen Vorgänge bei der Leberregeneration ist noch in vollem Gange und wird in den kommenden Jahren und Jahrzehnten sicherlich weitere wichtige Erkenntnisse bringen, die auch die Behandlung einer Fettleber auf neue Stufen stellen werden. Je mehr die Forschung jedoch über die faszinierende Regenerationsfähigkeit der Leber herausfindet, desto klarer wird, dass sich ein Revitalisierungsprogramm für jeden unbedingt lohnt.

Revitalisierung durch Regeneration

Die beschriebenen Prozesse der Regeneration von Leberzellen, die die Forschung erst nach und nach besser versteht, sind die Voraussetzung für das, was wir Revitalisierung nennen. Die Regeneration ist gewissermaßen der technische Reparaturvorgang, während die Revitalisierung das übergeordnete Ziel beschreibt: eine Wiederherstellung der vollen Leistungsfähigkeit des zentralen Kraftwerks in unserem Körper. Was Sie selbst für diese Wiederherstellung tun können, erfahren Sie im weiteren Verlauf des Buches.

Denken Sie darüber nach, worum es im Kern für Sie und Ihren Körper geht: Sich um die Leber zu kümmern, ist keine Nebensache, sondern gehört zu den Kernkompetenzen Ihrer ganz persönlichen Gesundheitsfürsorge. Mit der Revitalisierung und der Gesunderhaltung der Leber beeinflussen Sie jegliche weitere Körperfunktion positiv. Ganz egal, ob wir vom Herzen sprechen, vom Gehirn oder von diversen weiteren Organen, sie alle können leichter und besser arbeiten, wenn es Ihrer Leber gut geht.

Das Rad zurückdrehen: Ihr Lebergesund-Programm

Sie können Ihre Leber retten – so weit, so gut! Die schwierigere Botschaft lautet: Sie müssen ganz schön was dafür tun.

Wann haben Sie das letzte Mal an sich selbst hinuntergeschaut? Probieren Sie es einfach mal aus. Sehen Sie Ihre Füße noch? Falls das nicht der Fall ist, stehen die Chancen für das Vorliegen einer Fettleber leider gut. Wie bereits beschrieben, ist starkes Übergewicht der größte Risikofaktor für die Entwicklung einer nicht-alkoholischen Fettleber, wenn nicht gar eine Art Garantie dafür. Adipositas gehört zum metabolischen Syndrom (siehe Seite 17), zu dem man außerdem auch einen dauerhaft erhöhten Blutzuckerspiegel, einen gestörten Zuckerstoffwechsel mit der Entwicklung einer Insulinresistenz, erhöhte Blutfettwerte sowie Bluthochdruck zählt.

Übrigens: Auch wenn es in diesem Buch um die nicht-alkoholische Fettleber geht, können wir das Thema Alkohol nicht ausblenden. Falsche Ernährung, einer der wesentlichen Gründe für Übergewicht, umfasst nicht nur ungesundes Essen, sondern geht in der Regel auch mit einem ungesunden Trinkverhalten wie einem erheblich zu hohen

Alkoholkonsum einher, sodass beide Erkrankungen, die alkoholische und die nicht-alkoholische Fettleber, sich zwar in ihren Symptomen unterscheiden, sich jedoch gegenseitig beschleunigen. Letztlich liegt häufig eine Mischform vor und die Benennung erfolgt danach, welche Ursache überwiegt. Man kann sagen: Alkohol tötet die Leberzellen auf andere Weise als Zucker, der Effekt für unser Körperkraftwerk ist jedoch am Ende der gleiche: Eine nachhaltige Leberschädigung, die den ganzen Körper bedroht und so früh wie möglich eines konsequenten Revitalisierungsprogramms bedarf.

Es ist mehr als nur die Leber retten

Ihre Leber ist ein in jeder Hinsicht wandlungsfähiges Organ. Sie steht nie still, sondern reagiert beständig auf äußere Einflüsse, auf die Art und Weise, wie mit ihr umgegangen wird. Das gilt im positiven wie im negativen Sinn. Sie können also nicht sagen: Naja, ich esse zwar nicht immer gesund, trinke bisweilen zu viel Alkohol und achte nicht so richtig darauf, dass ich mich ausreichend bewege, aber das wird schon nicht so schlimm sein. Wenn Sie sich einen solchen Lebensstil angewöhnt haben, sollten Sie sich zumindest darüber im Klaren sein, dass jede dieser Verhaltensweisen eine fortwährende Schädigung der Leber hervorruft, ohne dass Sie das zunächst bemerken. Ihre Fettleber wächst langsam, aber stetig, je stärker und je länger Sie bei Ihrer Lebensweise gedankenlos den Weg des geringsten Widerstands und des scheinbar größtmöglichen kulinarischen Genusses gehen und Bequemlichkeit sowie schnelle Bedürfnisbefriedigung über die Nachhaltigkeit für Ihre Gesundheit stellen. Das ist die zunächst einmal schwierige Botschaft: Es gibt kein Durchwurschteln, kein „ich tu ein bisschen was für meine Leber". Eine leberfreundliche Lebensweise und vor allem auch das Revitalisierungsprogramm leben von Ihrer Konsequenz hinsichtlich Ihrer Lebensführung.

Das klingt nicht nach Spaß und wie vieles im Leben, das uns langfristig gut tut, werden sich der vordergründige Spaß und die sofortige Bedürfnisbefriedigung auch häufig in Grenzen halten. Sie werden jedoch nach nicht allzu langer Zeit merken, dass das Revitalisierungsprogramm für Ihre Leber nicht nur eine Art abstrakte Leberreinigung ist, sondern viel mehr. Sich gesund zu ernähren und dem Körper ausreichend Bewegung zu verschaffen und Ihre Leber

DAS FITNESSPROGRAMM FÜR IHRE LEBER

Ihrer Leber etwas Gutes zu tun, ist eigentlich ganz einfach. So können Sie Ihr Superorgan nicht nur gesundhalten, sondern auch heilen.

LEBER ENTFETTEN

Fortschreiten der Erkrankung verhindern

To-do-Liste

- Sport treiben
- Kalorienaufnahme reduzieren
- Schlaf verbessern
- Stress reduzieren

Verzicht auf

- stark verarbeitete Lebensmittel
- Weißmehl- & zuckerhaltige Lebensmittel
- Alkohol und Rauchen

Vorsicht Fettleber!

LEBENSTIL ÄNDERN

Kalorienaufnahme und -verbrauch in Balance

To-do-Liste

- Sport treiben
- Gesund ernähren
- Schlaf verbessern
- Stress reduzieren
- Vorsorge- & Kontrolltermine wahnehmen

Gesunde Leber

zu revitalisieren ist ein echter Booster für Ihr Wohlbefinden. Sie schlafen besser, Sie sind tagsüber nicht mehr so schnell müde, abgeschlagen und kaputt, Sie sind geistig leistungsfähiger. Mit anderen Worten: Sie gewinnen derart viel Lebensqualität, dass es Ihnen sehr schnell unglaublich vorkommen wird, was Sie mit diesen Veränderungen erreicht haben. Motivation pur sozusagen.

Zum Revitalisierungsprogramm für die Leber gehören unbedingt Pausen. Genau, Pausen für die Leber! Wie Sie gesehen haben, ist das Aufgabenspektrum Ihrer Leber riesig. Sie ist rund um die Uhr beschäftigt, ihre vielfältigen Aufgaben zu bewältigen, und macht das, siehe Schmerzfreiheit, bis über ihre Belastungsgrenze hinaus. Dazu ein Beispiel. Jeder von uns kennt Menschen, die sich so verhalten: Sie sind immer für alle da, helfen, wo sie können, kümmern sich gefühlt zu jeder Tages- und Nachtzeit um all die Nöte, Sorgen und Probleme ihrer Mitmenschen. Oft bis zu dem Moment, an dem nichts mehr geht oder zumindest nicht viel. Sie versuchen weiterhin, für andere da zu sein, weil sie es eben als ihre Bestimmung betrachten. Doch das funktioniert nicht mehr richtig, weil man nicht dauerhaft für andere da sein kann, wenn man nicht ausreichend für sich selbst da ist. Wenn man nicht Pausen für die Selbstfürsorge einlegt. Ihre Leber ist ein wenig wie diese Menschen: Wenn man sie lässt, macht sie einfach immer weiter, bis die Probleme irgendwann so groß sind, dass ein wirklich kritischer Punkt erreicht ist. Um diesen Effekt zu vermeiden, ist es so wichtig, die Funktionstüchtigkeit der Leber zum einen regelmäßig zu überprüfen und zum anderen, ihr Pausen (von Ihrem bisherigen Lebensstil) zu gönnen, damit sie sich regenerieren und zur Ruhe kommen kann.

Pausen, das bedeutet: Die Nacht ist zum Schlafen da. Ein harmlos und vollkommen logisch klingender Satz. Und doch eine Tatsache, die viele Menschen nur allzu häufig vergessen oder absichtlich missachten. Da wird spät schwer gegessen und jeden Abend ein, zwei Gläschen Wein getrunken, die Nacht wird zum Tag gemacht. Wenn der Mensch dann irgendwann ins Bett geht und – häufig auch noch zu kurz – endlich schläft und damit Pause zu machen scheint, hat für die Leber die Arbeit gerade mal wieder von vorne begonnen. Pause bleibt für sie weiterhin ein Fremdwort. Gerade nachts jedoch sollte die Leber tatsächlich eine Pause einlegen können. Natürlich arbeitet sie so oder so weiter, Schlaf kennt das Kraftwerk Ihres Körpers nicht. Aber Sie können dafür sorgen, dass sie keine Schwerstarbeit erledigen muss, indem Sie ihr unnötige Entgiftungsprozesse ersparen.

Doch für die Pausen der Leber ist nicht nur die Nacht da, auch sonst sollten Sie ihr Ihre Aufmerksamkeit widmen und die Belastungen reduzieren. Rufen Sie sich immer mal wieder das Beispiel des eingangs beschriebenen hilfsbereiten Menschen aus ihrem Umfeld in Erinnerung: Wenn Sie erkennen, dass dieser Mensch Unterstützung bei der Selbstfürsorge braucht, verstehen Sie auch, dass Ihre Leber ebenfalls entlastet und geschont werden will, um dauerhaft ihre wichtigen Funktionen erfüllen zu können. Auf das so wichtige Thema Pausen komme ich noch zu einem späteren Zeitpunkt ausführlicher (siehe Seite 143).

Ein Vitalprogramm: Für Sie und Ihre Kinder

Hier geht es zunächst mal vor allem um Ihren eigenen Lebensstil. Wenn Ihre bisherige Lebensweise zur Ausbildung einer Fettleber geführt hat, ist es notwendig, ein Revitalisierungsprogramm zu starten und den Körper wieder vom Kopf auf die Füße zu stellen. Dabei ist Ihre Selbsterkenntnis und in der Folge Ihre Selbstdisziplin gefragt. Doch geht die Verantwortung auch darüber hinaus, vor allem dann, wenn ich den Blick auf das Thema Kinder richte. Daher ist der nun folgende Ausflug – selbst wenn er Sie vielleicht nicht betrifft – ein besonders nötiger und mir ein Anliegen.

Viele von Ihnen werden Eltern oder Großeltern sein, einige mit noch kleinen Kindern und Enkelkindern, andere schlagen sich vielleicht schon mit den berühmt-berüchtigten „Pubertieren" herum oder die lieben Kleinen sind gerade im Grundschulalter. Wie auch immer: Das Thema Leber sollten Sie hier bereits im Blick haben. Das hat einen Grund, denn die Zahl der Kinder und Jugendlichen, die deutlich feststellbar an einer Fettleber leiden, hat in den vergangenen Jahren erheblich zugenommen. Auch hier spielen die Faktoren Ernährung und Bewegung die Hauptrolle, denn auf beiden Gebieten sieht die langfristige Entwicklung für die Kinder nicht gut aus.

Man geht davon aus, dass bei adipösen Kindern und Jugendlichen mehr als 70 Prozent von der Ausbildung einer Fettleber betroffen sind; auf alle Kinder und Jugendlichen gerechnet, dürften es bis zu zehn Prozent sein. Diese Zahlen schwanken und sind nicht aufs Komma genau festzustellen, der Zusammenhang zwischen einem immer weiter steigenden Problem mit Übergewicht im Kindes- und Jugendalter und einer Ausweitung der Fettleberproblematik in diesem Alter ist jedoch leider eine Tatsache.

BODY-MASS-INDEX (BMI): Der BMI wird für Erwachsene sowie Kinder und Jugendliche unterschiedlich bewertet, weil sich bei jungen Menschen im Wachstum das Verhältnis von Körpergröße und Gewicht ständig ändert. Diese beiden Faktoren bestimmen den BMI und weisen darauf hin, ob (starkes) Unter- oder Übergewicht oder Normalgewicht besteht. Im Internet finden sich BMI-Rechner, mit denen jeder ganz einfach seinen BMI ausrechnen kann.

Denkt man also bei der Vermeidung stark zuckerhaltiger Nahrung bei Kindern vielleicht zunächst vor allem an die Zahngesundheit und die Vermeidung von Karies, so ist die Lebergesundheit und die Vermeidung von Fetteinlagerungen ein mindestens ebenso guter, wenn nicht sogar wichtigerer Grund, allem, was mit Zucker zu tun hat, bereits und besonders im Kindesalter kritisch gegenüberzustehen. Die einfachste Variante, Kindern ein Bewusstsein für gesundes Essen und Spaß an der Bewegung zu geben, ist, ihnen das vorzuleben. Wenn Sie also selbst ein Revitalisierungsprogramm starten, kann das gleichzeitig ein Vitalprogramm für Ihr Kind sein. Wenn es zu Hause erlebt, dass auf bestimmte Dinge beim Essen und Trinken geachtet wird, dass Gemüse nicht vermieden wird und man sich nicht bei jeder Gelegenheit Snacks zwischendurch genehmigt, stehen die Chancen gut, dass diese Gewohnheiten in Fleisch und Blut übergehen. Dasselbe gilt für den Konsum von Alkohol. Wenn täglicher oder mehrfach wöchentlicher Alkoholkonsum in der Familie dazugehört, wird das Kind diesen Umstand viel schneller als unbedenkliche Normalität begreifen, als wenn es sieht, dass ein Glas Wein oder ein Bier wirklich nur zu besonderen Gelegenheiten genossen werden.

Apropos vermeintlich gesundes Obst: Besonderes Augenmerk muss dem Obst- und Fruchtsaftverzehr gelten, da beides in der allgemeinen Wahrnehmung vor allem aufgrund der vermuteten Vitaminzufuhr gesunder Ernährung zugerechnet wird. Die damit ebenfalls verbundene Aufnahme von Fructose fällt dabei meist unter den Tisch, ist aber als Belastung für die Leber ganz entscheidend (siehe Seite 28). Also Vorsicht bei Obst- und Fruchtsäften. Und auf die beliebten Smoothies sollten Sie am besten ganz verzichten!

Eine gesunde Leber ist auch Kopfsache

Mens sana in corpore sano. Ein gesunder Geist in einem gesunden Körper, so die gängige Übersetzung des lateinischen Spruchs. Er bedeutet letztlich nichts anderes, als dass Sie über die Pflege Ihrer körperlichen Gesundheit auch Einfluss auf Ihre psychische Verfassung haben und damit wesentlich auf Ihr Wohlbefinden. Zu erweitern wäre der Spruch insofern, als natürlich eine gesunde Psyche von Vorteil ist, wenn Sie bewusst Einfluss auf für die Leber entscheidende Dinge wie Ernährung und Bewegung nehmen wollen.

Emotionale Anspannung etwa resultiert nicht selten in einem körperlich spürbaren Hungergefühl, das scheinbar unmittelbar befriedigt werden muss. Dabei wird oft auf Nahrung zurückgegriffen, die schnelle Lustbefriedigung und Sättigung verspricht, mithin also auf zuckerhaltige Dinge sowie auf fettreiche „Leckereien". Die psychische Konstitution spielt also mittelbar eine Rolle für die Lebergesundheit und zählt damit zu den wesentlichen Faktoren, die Einfluss auf Ihre psychische Konstitution haben. Dazu zählt letztlich auch Ihr privates und berufliches Umfeld. Wenn Sie Leberprobleme haben und sich darüber klar geworden sind, dass erhebliche Umstellungen in Ihrer Lebensführung notwendig sein werden, um das Revitalisierungsprogramm durchzuziehen, schauen Sie sich in Ruhe und mit etwas innerem Abstand Ihren Alltag an. Machen Sie sich dazu vielleicht ein paar schriftliche Notizen – was man schwarz auf weiß vor sich sieht, wirkt oft eindringlicher, als wenn man nur mal kurz darüber nachgedacht und es sofort wieder verdrängt hat.

Versuchen Sie, Ihre Stressfaktoren zu benennen: Welche Umstände oder Vorgänge bringen Sie regelmäßig so auf die Palme, dass Sie das unweigerliche Gefühl bekommen, diesen Stress kompensieren zu müssen? Welche Kompensationsstrategien wenden Sie an und welche Alternativen bieten sich eventuell an? Wenn Sie dazu neigen, Probleme mit dem einen oder anderen Glas Bier zu mildern oder sich mit etwas Süßem ein kurzfristig besseres Gefühl zu verschaffen, schreiben Sie auf, was Sie stattdessen machen könnten. Vielleicht haben Sie sich schon lange vorgenommen, mal wieder joggen, Rad fahren oder schwimmen zu gehen? Vielleicht ist sogar in Ihrem Bekanntenkreis jemand, mit dem Sie solche Aktivitäten zusammen durchziehen können? Sport kann und sollte unbedingt Teil Ihres Revitalisierungsprogramms sein, mehr Details dazu erfahren

Sie im nächsten Kapitel ab Seite 51. Haben Sie sich erst einmal für eine solche Strategie entschieden, hat das automatisch Auswirkungen auf Ihre Psyche. Sport und Bewegung sorgen für Hormonausschüttung, die Ihre Psyche positiv beeinflusst. Auf diese Weise verhindern Sie zuverlässig, sich dieses positive Gefühl auf andere Weise holen zu müssen. Die zunehmende Fitness bei regelmäßig ausgeübtem Sport tut ihr Übriges dazu, ungesunde Ernährung künftig weitgehend aus dem Leben zu verbannen.

LEBERPROBLEME UND DEPRESSIONEN: Etwa ein Drittel der Lebererkrankten hat auch mit Depressionen zu kämpfen. Das hat zum einen mit Entzündungsprozessen zu tun, die im Zuge einer Lebererkrankung entstehen und unter anderem auch für die Entstehung von Depressionen mitverantwortlich sein können. Zum anderen können Depressionen auslösend wirken, indem sie von Alkoholmissbrauch bis zur Kompensation durch Fressattacken dafür sorgen, dass eine leberungesunde Lebensweise eingenommen wird.

Holen Sie sich Unterstützung

Wenn Sie in einer Partnerschaft leben, bietet es sich an, zur Unterstützung die Partnerin oder den Partner in das Revitalisierungsprogramm einzubeziehen, auch enge Freunde können hier eine wertvolle Stütze sein. Das kann gemeinsamer Sport sein, das kann ein gemeinsames Zubereiten lebergesunder Speisen sein. Denkbar wäre beispielsweise, am Wochenende, wenn alle ausreichend Zeit haben, einen festen Tag mit einem ausgedehnten gemeinsamen Kochabend einzurichten, an dem ausschließlich Gesundes und nichts Schwerverdauliches auf den Tisch kommt. Machen Sie zusammen den Einkaufszettel für das geplante Essen fertig und gehen Sie gemeinsam einkaufen, das steigert die Vorfreude und stärkt Ihre Motivation. Das gemeinsame Zubereiten schließlich macht den meisten von uns Spaß und lässt das Essen anschließend doppelt so gut schmecken. Das Zubereiten gesunder Speisen verliert auf diese Weise auch den manchmal unangenehmen Beigeschmack des „Müssens".

Wenn Sie Ihr Revitalisierungsprogramm starten und dafür Ihre Ernährung umstellen, haben Sie vielleicht am Beginn das Gefühl, sich zu etwas zwingen zu müssen, gerade wenn Ihre Gewohnheiten vorher komplett anders waren und die Leberschädigung gewissermaßen zum Standard gehörte. Dieses Bewusstsein wird sich nach und nach verändern, wenn Sie die veränderte Lebensführung als „neue Normalität" in Ihren Alltag integrieren. Irgendwann werden Sie sich wundern, wie Sie jahrelang so leben konnten, dass Ihre Leber darunter zu leiden hatte.

Um die Psychologie positiv zu beeinflussen, müssen Sie sich auch gar nicht ausschließlich auf Ihre Leber konzentrieren. Wie Sie bereits gesehen haben, ist die Funktion der Leber für den gesamten Organismus so zentral, dass unzählige weitere Organe und Bereiche Ihres Körpers von ihr stark beeinflusst werden. Negativ, wenn die Leber zu viel leisten muss und damit dauerhaft im Überlastbereich arbeitet. Aber eben auch positiv, wenn auf sie geachtet und sie geschont wird, wenn ihr Pausen gegönnt werden und sie die Möglichkeit hat, ihre Arbeit optimal zu verrichten. Das heißt: Wer seine Leber revitalisiert, verschafft damit dem gesamten Körper ein Frischeprogramm, das seinesgleichen sucht. Und das wiederum ist für Ihre Psyche der Booster, den sie braucht, um bei der Stange zu bleiben.

DIE CHALLENGE: RUNTER MIT DEM GEWICHT!

Die Abhängigkeit einer Fettleber von Übergewicht ist belegt. Die Frage lautet daher nicht, ob Sie abnehmen sollten, sondern wie Sie es am besten schaffen können.

Es ist eine ganz einfache Rechnung

Mit jedem Kilo weniger tun Sie Ihrer Leber viel Gutes. Überlegen Sie also nicht lange, gehen Sie das Problem an!

Wenn es darum geht, notwendige, aber unangenehme Dinge anzugehen, sind die meisten von uns nicht sonderlich gut darin. Das gilt sicher vor allem für das leidige Thema Gewichtsreduzierung. Mit dem Thema Abnehmdiäten füllen seit Jahrzehnten vor allem Frauenzeitschriften und Boulevardpresse jedes Jahr unzählige Seiten ihrer Hefte. Da gibt es von der klassischen Iss-die-Hälfte-Diät bis zur sommerlichen Suppendiät Hunderte von Empfehlungen, wie Sie schnell, unkompliziert und nachhaltig die Kilos purzeln lassen und künftig mit ihrer Traumfigur und einem strahlenden Lächeln durchs Leben wandeln. Es ist eine Flut an angeblichen 100%-Garantien für den schnellen Erfolg. Gleichwohl, und auch das verblüfft inzwischen kaum jemanden mehr: So gut wie keine dieser Diäten hat irgendwelche nachhaltigen Effekte. Einige von ihnen sind gar nachgewiesen gesundheitsschädlich, wieder andere sind für Menschen mit einem durchgetakteten Alltag schlicht nicht vereinbar.

Als alles andere als gesund gilt beispielsweise die sogenannte Keto-Diät, bei der die Menge an Kohlenhydraten auf rund 20 Gramm pro Tag begrenzt wird. Solch eine heftige Senkung der Menge führt bei vielen Menschen zu Kopfschmerzen, Müdigkeit oder auch Übelkeit und Schwindel. Andere Diäten sind in ihren Vorschriften so kompliziert, dass sie ohne Mangelerscheinungen vor allem im Hinblick auf eine ausgewogene Nährstoffzufuhr kaum eingehalten werden können. Die Vereinbarkeit mit den alltäglichen Abläufen ist hier sicher ein nicht zu unterschätzendes Thema. Wenn nur begrenzt Zeit zum Einkaufen und Kochen besteht, sind sehr aufwendige Diäten schnell – und zugegebenermaßen völlig nachvollziehbar – wieder beendet. Letztlich muss immer ein Kompromiss gefunden werden, denn es geht ja schließlich um Veränderungen, die auf Dauer angelegt sind. Das betrifft übrigens nicht nur die Ernährung, sondern auch andere Aspekte in Ihrem Lebensstil, auf die wir noch kommen werden. Und es darf nicht mit der Brechstange geschehen, wenn sich ein spürbarer und nachhaltiger Erfolg einstellen soll.

Insofern scheint die von mir mal so eben aufgemachte „einfache Rechnung" in der Praxis häufig eine unüberwindbare Hürde und die Erfahrung zeigt, viele Menschen geben nach einigen erfolglosen Diätversuchen und dem wiederkehrenden Jo-Jo-Effekt entnervt auf und arrangieren sich mit ihrem zum Teil erheblichen Übergewicht.

Dabei wird das entscheidende Detail in der Regel übersehen und auch, um diesen Umstand zu ändern, ist dieser Ratgeber da: Wenn über Übergewicht gesprochen wird, scheint es immer um ästhetische Argumente zu gehen. Oder man stöhnt darüber, dass bestimmte Alltagsdinge mit den überschüssigen Kilos nicht mehr so leicht von der Hand gehen. Die Treppe wird zum Mount Everest, der Sonntagsspaziergang zur Qual und den Kindern oder Enkeln muss man erklären, warum man das Fangenspielen schon nach wenigen Sekunden wieder beenden will. Gleichwohl: Es geht hier nicht um einen schönen Körper! „Rundungen" sind auch nicht automatisch gleichzusetzen mit Adipositas oder schädlichem Übergewicht. Trotzdem ist es wichtig, darauf zu achten, dass die Sache mit den „paar Pfunden zu viel" nicht aus dem Ruder läuft und sich zu einem massiven Übergewicht auswächst. Denn letztendlich ist die Rechnung tatsächlich einfach: Jedes Pfund zu viel auf den Rippen ist auch ein Pfund zu viel für Ihre Leber.

DIE RECHNUNG: Um einen Anhaltspunkt zu haben, was eine Gewichtsreduzierung für die Leber bedeutet, können Sie sich folgende Rechnung merken: Eine Körpergewichtsreduzierung um etwa fünf Prozent bedeutet für die Fettleber bereits eine Reduzierung um etwa 30 Prozent. Der Regenerationsprozess der Leber setzt also schnell und direkt ein, ein Grund dafür, warum es bei konsequenter Umstellung der Lebensweise die bereits erwähnten vier bis sechs Wochen dauert, bis eine Leber genesen kann.

Im Folgenden wird auch von Abnehmdiäten die Rede sein. Legen Sie solche Begrifflichkeiten bitte nicht auf die Goldwaage. Diät hat für manche Menschen einen eher negativen Beiklang, für andere wirkt der Begriff geradezu motivierend, weil er nach einer schon lange angedachten Veränderung klingt, die nun umgesetzt wird. Bezeichnen Sie solche Dinge einfach so, wie es sich für Sie am besten anfühlt. Ohnehin ist nicht jede Ernährungsumstellung auch im klassischen Sinne eine „Diät". Diäten folgen in der Regel einem festen Plan, an den man sich dauerhaft halten muss, damit der Erfolg sich einstellt. Nur ist es so, dass der Schlüssel zum Erfolg eben ausschließlich diese Dauerhaftigkeit ist. Wer anschließend in alte Essgewohnheiten zurückfällt, bekommt es schnell mit dem besagten Jo-Jo-Effekt zu tun und hat die Pfunde wieder auf den Rippen. Wenn Sie einfach nur darauf achten, etwa die heißgeliebten süßen Snacks zwischendurch wegzulassen, oder versuchen, die eine oder andere hochkalorische Mahlzeit durch einen leckeren Salat zu ersetzen, stellen Sie damit Ihre Ernährung auch schon sinnvoll um, machen aber noch lange keine strikte Diät.

Wie Sie an anderer Stelle gelesen haben und noch lesen werden, geht es vor allem um das Bewusstsein dafür, dass eine Fettleber mittel- und langfristig eine Erkrankung darstellt, die sich auf viele Bereiche des Körpers negativ auswirkt, und dass daher eine Revitalisierung der Leber unbedingt auf Ihrem Gesundheitsplan stehen sollte!

Ein ausgeklügeltes System in Gefahr

Wie Sie bereits wissen, bringt es die gesunde Leber an ihrem Stammplatz im rechten Oberbauch auf ein Gewicht von etwa 1 500 bis 2 000 Gramm. Ihr normales Größenspektrum erstreckt sich auf eine maximale Länge von etwa 20 Zentimetern, in der Höhe sind es etwa 15 Zentimeter und in der Breite 10 Zentimeter. Im Grunde können Sie sich Ihre Leber als einen etwas kleineren Rugbyball in Keilform vorstellen. So haben Sie ein ungefähres Gefühl dafür, dass da ein nicht gerade kleines Organ in Ihrem Körper sitzt. Tatsächlich zählt die Leber zu den größten Organen des menschlichen Körpers.

Um die Leber herum befinden sich weitere Organe. Da ist das Zwerchfell direkt oberhalb der Leber. Im unteren Bereich schiebt sie sich ein gutes Stück über den Magen. Rund um die Leber angeordnet findet man die Gallenblase, die Bauchspeicheldrüse, den Zwölffingerdarm, die Abwärtsbiegung des Dickdarms sowie die rechte Niere und Nebenniere. All das ist im gesunden Körper von der Natur wohldurchdacht angeordnet und bildet ein eingespieltes Team, in dem jeder Mitspieler seinen Raum braucht. Wenn Sie sich nun vorstellen, wie sich langsam, aber sicher Kilo um Kilo Fett ansammelt, weil zum einen die Ernährung falsch ausgerichtet und zum anderen kaum Bewegung vorhanden ist, können Sie sich auch vorstellen, welche Auswirkungen dieser Vorgang auf die Leber und die umliegenden Organe hat. Hier findet ein wahrer Verdrängungswettbewerb statt, denn das Größenwachstum der Leber sorgt dafür, dass die sie umgebenden Organe in Platznot geraten. Mit dieser Platznot entstehen Spannungsschmerzen in den anderen Organen, ihre Funktion kann auf Grund des entstandenen „Gedränges" beeinträchtigt sein.

LEIDER EIN FETTER DEAL: Eine Gewichtszunahme des Körpers ohne eine Gewichts- und Größenzunahme der Leber und somit die Entwicklung hin zu einer Fettleber gibt es nicht. Hauptübeltäter sind die hochkalorischen Lebensmittel – und da ist es egal, ob wir von Zucker oder Alkohol sprechen.

Zucker wird in den Leberzellen in Fett umgewandelt und gespeichert. Prinzipiell geschieht das, um im Bedarfsfall Energie bereitzustellen. Wird diese Energie nicht gebraucht und damit auch nicht abgerufen, verbleibt das überschüssige Fett in den Leberzellen, jede einzelne Zelle wird in der Folge selbst gewissermaßen adipös. Diese dicken Zellen lassen die Leber wachsen, eine verfettete Leber kann durchaus das doppelte Gewicht einer gesunden Leber erreichen und dementsprechend ändern sich auch ihre Abmessungen.

In der Folge ihrer Größenveränderung drückt die Leber auf die sie umgebenden Organe sowie das Gefäßsystem. Dies kann zu Funktionsbeeinträchtigungen und Beschwerden führen. Wenn die Leber auf Magen und Darm oder den unteren Rippenbogen drückt, können sich Symptome wie Appetitlosigkeit, ein früh einsetzendes Sättigungsgefühl sowie Übelkeit und Erbrechen einstellen. Ein riskantes Spiel nimmt seinen Lauf. Damit einhergehend kann es auch zu einer ungewollten Gewichtsabnahme kommen. Atemnot und Herzbeschwerden sind ebenfalls mögliche Folgen einer Lebervergrößerung. Sie sehen daran noch einmal gut, warum die Leber niemals einzeln betrachtet werden kann. Sie ist auf vielfältige Weise in ihre Umgebung und in das Gesamtsystem Menschlicher Körper einge-

VOR DEM ABNEHMSTART PRÜFEN

Bevor Sie starten, Ihr Gewicht zu reduzieren, noch einige Tipps mit auf den Weg.

- Holen Sie sich Rat von Ihrem Arzt: Bevor Sie mit Ihrem Gewichtsreduktionsprogramm starten, sprechen Sie mit Ihrem Arzt. Er kennt Sie, Ihre Gesamtkonstitution und Medikation. Gibt es eventuell Herausforderungen zu beachten wie etwa bei Erkrankungen des Herz-Kreislauf-Systems oder wegen anderer chronischer Erkrankungen? Das wird vielleicht Ihr Bewegungsprogramm zu Beginn beeinflussen und auch bei der Ernährung wird etwa ein Diabetes Typ 2 berücksichtigt werden müssen (obwohl jeder Rat, den Sie hier erhalten, auch bei einem Diabetes Typ 2 oder etwa einem zu hohen Blutdruck sehr gelegen kommt). Ihr Arzt wird Ihnen mit Rat beiseitestehen und Sie begleiten.

- Der Startzeitpunkt ist entscheidend: Überlegen Sie genau, wann Sie mit Ihrem Programm starten möchten. Sie müssen grundsätzliche Dinge in Ihrem Leben ändern und kontinuierlich am Ball bleiben. Da ist es nicht sinnvoll, in einer Zeit zu beginnen, in der besonders viel los ist – etwa in Stresszeiten im Job oder auch im Privatleben. Auch der Jahresurlaub ist kein guter Zeitpunkt, da Sie hier sehr viel mehr Zeit haben, die Sie in Ihrem Alltag nicht haben werden.

- Aufschreiben kann Sie motivieren: Notieren Sie von Beginn an Ihre Ziele und Ihre Fortschritte. Auch wenn es ungewohnt sein mag, führen Sie gern auch ein „Leber-gesund-Tagebuch". Das wird Sie motivieren. Auch in diesem Buch werden Sie immer wieder auf solche Vorschläge und Vorlagen, wie Sie das umsetzen können, stoßen (siehe Seite 97 und 137). Nutzen Sie diese. Aber was wichtig ist: Notieren Sie auch, was Ihnen nicht gelingt oder mögliche Rückschläge – denn auch die wird es geben – und überlegen Sie sich dann, woran es liegt und wie Sie Ihre Ziele doch erreichen oder das nächste Mal vielleicht Rückschläge verhindern könnten.

- Ihr Ziel durchdenken: Bei allem was Sie hier erfahren werden, ist es immer wichtig, dass Sie Ihr persönliches Maß und Ihr Tempo finden. Es geht nicht darum, alles auf einmal und gleich morgen umzusetzen. Die Erfahrung zeigt: Das wird nicht funktionieren und führt zu Frustration. Nehmen Sie sich wirklich die Zeit, über realistische Ziele nachzudenken. Das kann gerne auch einige Tage dauern. Sie kennen sich und Ihren Alltag. Bleiben Sie also realistisch (und immer auch ehrlich zu sich selbst).

bunden. Beeinträchtigungen der Leber sind somit immer auch Beeinträchtigungen dieses Gesamtsystems. Das wird gerne unterschätzt. Mit einer Regeneration der Leber und einer entsprechenden Größenrückbildung helfen Sie also im wahrsten Sinne des Wortes, viele Dinge wieder an ihren richtigen Platz und Ordnung in den Organismus zu bringen. Berücksichtigen Sie jedoch dabei immer das richtige Maß! Es geht nie um strenge Diäten, die ohnehin kaum durchzuhalten sind, sondern um eine elegante und angenehme Umstellung der Gewohnheiten, die sich schon nach kurzer Zeit anfühlen wird, als wenn Sie es nie anders gemacht hätten. Wenn Sie das berücksichtigen, wird die Rechnung am Ende wirklich einfach.

Also: Kalorien reduzieren, aber richtig

Es gibt sinnvolle Mittel und Wege, an Gewicht zu verlieren. Wichtig sind die richtige Strategie, Ihr Wille und Durchhaltevermögen.

Was scheint der Grundgedanke aller gewichtsreduzierenden Diäten zu sein? Richtig: Je weniger ich esse, desto schneller werde ich abnehmen. Allerdings werden Sie vielleicht schon selbst festgestellt haben, dass diese Strategie einfach nicht aufgehen will. Das liegt daran, dass Ihr Körper etwas komplizierter „denkt", als die simple Gleichung „weniger Kalorien = weniger Gewicht" ihn glauben machen möchte. Um möglichst viele Kalorien zu sparen, müssten Sie möglichst wenig essen – und dabei möglichst viele bestimmte Nahrungsmittel weglassen. Dass bei einer extremen Kalorienreduktion dann auch Produkte wegfallen, die für eine gesunde Ernährung wichtig, ja sogar essenziell sind, liegt auf der Hand, wird bei Extremdiäten aber gerne ignoriert. Soll heißen: Diesem Diätansatz liegt einfach ein falsches Verständnis von Gesundheit und Ernährung zu Grunde. Die Qualität und Nachhaltigkeit einer Kalorienreduktion an der Menge der zugeführten Nahrung zu messen, funktioniert leider nicht. Darüber hinaus kann eine einseitig auf Ernährung abzielende Gewichtsreduktion ohnehin nicht der Weisheit letzter Schluss sein, die Kombination mit einem gezielten Bewegungsprogramm ist unerlässlich (siehe Seite 72). Darüber hinaus lohnt ein genauer Blick auf die Menge und die Art der Kalorienlieferanten. Kalorie ist nicht gleich Kalorie.

Es ist wichtig zu wissen, was Kalorien überhaupt sind

Ihr Körper bezieht seine Energie im Wesentlichen aus drei unterschiedlichen Arten von Nährstoffen: Eiweißen (Proteinen), Fetten sowie Kohlenhydraten. Diese sogenannten Makronährstoffe sind in großen Mengen in unseren Lebensmitteln enthalten und liefern unserem Körper Energie, eine Eigenschaft, die andere Nährstoffe nicht haben (siehe Seite 113). So kann Ihr Körper beispielsweise aus Vitaminen keine Energie beziehen. Neben den Makronährstoffen sind auch Alkohol und Ballaststoffe wesentliche Energielieferanten. Ballaststoffe gehören chemisch zwar zu den Kohlenhydraten, da sie jedoch mehr als drei Zuckerbausteine besitzen, können sie im Dünndarm nicht verdaut oder absorbiert werden, was dazu führt, dass ihr Nährwert geringer ist. Beim Messen der auf diese Weise gelieferten Energie kommt der Begriff der Kilokalorie (kcal), umgangssprachlich „Kalorie“ ins Spiel.

Alle reden über Kalorien. Schon immer. Die meisten Menschen glauben, dass sie zu viele Kalorien zu sich nehmen und würden die Menge gerne irgendwie reduzieren. Wenn man nur wüsste, wie. Aber: Was sind Kalorien, sind sie wirklich so schlimm, wie es den Anschein hat oder erfüllen sie nicht auch irgendeine sinnvolle Aufgabe? Lassen Sie uns einen Blick auf eins der schillerndsten Worte beim Thema Ernährung werfen.

Im wissenschaftlichen Kontext und auch in einigen anderen Ländern ist übrigens der Begriff „Joule“ (= Kilojoule, kurz kJ) mittlerweile gebräuchlicher als der der Kalorie. Eine Kalorie entspricht dabei etwa 4,19 Joule. Da in Deutschland jedoch die Kalorie immer noch für alles steht, was irgendwie mit Übergewicht und falschem Essen zu tun hat, bleiben wir hier bei diesem Begriff. Auch, wenn die Kalorie nur eine Recheneinheit ist, hat man bisweilen das Gefühl, es handele sich um etwas, das man anfassen kann, vor unserem geistigen Auge wird die Kalorie plastisch. Dieser psychologische Effekt hilft dabei, sich vorzustellen, was eine Unter- oder Überversorgung mit Kalorien für den Körper bewirkt. Die folgenden Ausführungen gelten in diesem Sinne genauso für die Einheit Joule.

WASSERWÄRMER: Das Wort Kalorie selbst leitet sich vom lateinischen „calor" ab, das Wärme bedeutet. Damit ist auch angedeutet, worauf sich die Verwendung von Kalorie eigentlich bezieht. Der Begriff bezeichnet nämlich ursprünglich die Menge an Energie, die man braucht, um eine bestimmte Menge Wasser um eine bestimmte Gradzahl zu erwärmen. So stand eine Kalorie lange Zeit für die Wärmemenge, die benötigt wird, um ein Gramm Wasser um ein Grad Celsius zu erwärmen.

Für den Körper ist das von Bedeutung, da Forschern wie dem Chemiker Antoine Laurent de Lavoisier bereits im 18. Jahrhundert klar wurde, dass Stoffwechselvorgänge eine Form von Verbrennungsprozessen sind. Der Körper wandelt also Wärme in Arbeit um, genauer gesagt, er sorgt dafür, dass Energie für verschiedene Tätigkeiten bereitsteht. Bezogen auf den menschlichen Organismus verstehen wir unter dem zuvor erklärten Begriff der Kalorie schlicht eine Einheit für die Energie in Form des Brennwertes eines Lebensmittels, die wir täglich brauchen, um unsere lebenswichtigen Körperfunktionen aufrechtzuerhalten. Die Energie, die bei der Verdauung (das ist der Verbrennungsprozess) von Nahrung entsteht, messen wir in Kilokalorien oder heute eben in Kilojoule. Allein daran sehen Sie bereits, dass die oftmals eher negative Bewertung des Wortes zunächst mal nicht richtig ist. Wie in vielen Bereichen geht es auch hier wieder um das richtige Maß, um die Dosis, die letztendlich auch aus Kalorien das Gift macht. Wenn Sie auf Lebensmittelverpackungen schauen und die dort angegebene Kalorienmenge sehen, wissen Sie also, welchen physiologischen Brennwert dieses Lebensmittel beziehungsweise diese Lebensmittelzusammenstellung (etwa bei Fertiggerichten wie Pizza und Co) hat und wie viel Energie bei der kompletten Verstoffwechselung zur Verfügung gestellt werden könnte.

STRENGER BLICK BRINGT KLARHEIT: Welche Angaben auf Verpackungen gemacht werden müssen, ist in der EU einheitlich geregelt. Vorgeschrieben sind Angaben zum Brennwert und den Mengen an Fett, gesättigten Fettsäuren, Kohlenhydraten, Zucker, Eiweiß und Salz. Der Verbraucher soll damit vor irreführender Werbung geschützt werden, die ihm niedrige Zucker- oder Fettwerte vorgaukelt, aber nicht einhält. Übrigens: Auch enthaltener Alkohol muss immer deklariert werden.

Warum der Körper Kalorien unbedingt braucht

Wie viel Kilokalorien täglich benötigt werden, ist von verschiedenen Faktoren abhängig. Männer brauchen auf Grund einer anderen Körperzusammensetzung mehr Kalorien als Frauen, der Bedarf schwankt außerdem je nach Alter. Und natürlich beeinflussen Ihre Tätigkeiten, wie hoch der Bedarf wirklich ist. Diese Kalorien sind wie der Treibstoff im Tank Ihres Autos, ob dieser nun in flüssiger oder in elektrischer Form vorliegt. Kein Treibstoff, kein Meter Fortbewegung. Doch der Tank hat nur eine begrenzte Aufnahmekapazität. Wollte man mit Gewalt versuchen, mehr Benzin in den bereits vollen Tank zu pressen, würde er platzen oder überlaufen. Im selben Sinne lässt ein Übermaß an Kalorien Ihren Körper „überlaufen", indem er sich – und damit auch Ihre Leber – auf ungesunde Art und Weise ausdehnt.

Treiben Sie Sport oder müssen schwierige Aufgaben lösen, die erhebliche Konzentration erfordern, steigt der Kalorienbedarf Ihres Körpers, ähnlich, wie der Spritverbrauch des Autos steigt, wenn auf der Autobahn das Tempo deutlich erhöht oder beim Überholvorgang kurzfristig mehr Power benötigt wird. In diesen Fällen ist es also nicht schädlich, sondern sogar unbedingt notwendig, dem Körper eine erhöhte Kalorienzufuhr zu gewähren. Der Grund liegt darin, dass der erhöhten Energiezufuhr in diesen Fällen ein ebenfalls erhöhter Bedarf gegenübersteht und somit kein Überschuss entstehen kann, der ansonsten unter anderem die Leberzellen wachsen ließe. Das soll natürlich nicht bedeuten, dass der Schreibtischtäter seinen erhöhten Konzentrationsbedarf beliebig mit Schokolade oder Smoothies ausgleichen sollte. Es geht lediglich darum, dass der Kalorienbedarf je nach Intensität der Tätigkeit steigt und dass es sich dabei nicht ausschließlich um körperlich anstrengende Tätigkeiten handeln muss.

Wie viele Kalorien ein Lebensmittel genau hat, variiert ein wenig. Bei Obst und Gemüse spielen hier etwa Einflussfaktoren wie Sorte oder Reifegrad eine Rolle. Dennoch lässt sich für alle Lebensmittel einigermaßen genau feststellen, wie groß ihre Funktion als Energielieferant prinzipiell ist. Zur Veranschaulichung hier ein paar ausgewählte Werte: Was Sie tun müssen, um Kalorien wieder zu verbrennen, hängt beispielsweise von der Sportart ab, mit der Sie sich dem Abnehmen widmen wollen. Ein 110 Kilo schwerer Mensch verbraucht mit 30 Minuten langsamen Brustschwimmen etwa 240 Kalorien, mit 30 Minuten mittlerem Radfahren allerdings bereits etwa 530. Yoga bringt es nur auf etwa 150 Kalorien, ist aber möglicherweise Ihrem Geist zuträglicher als Radfahren und hat so einen mittelbaren Effekt auf Ihre Zufriedenheit und Ihr Essverhalten. Probieren Sie aus, was Ihnen guttut!

ZWEI BRENNWERTE: Man unterscheidet den physikalischen und den physiologischen Brennwert, den ein Nahrungsmittel liefert. Der physikalische ist die vollständige Energiemenge, die ein Lebensmittel enthält. Im Gegensatz dazu bezeichnet der physiologische Brennwert die Energiemenge, die der Körper tatsächlich aus einem Lebensmittel gewinnen und nutzbar machen kann. Diese ist geringer, da der Körper selbst einen Teil der Energie für die Verdauung abzweigt und ein kleiner Teil ungenutzt ausgeschieden wird.

Es könnte also so einfach sein: Ihr Körper braucht exakt so viele Kalorien, wie notwendig sind, um seinen jeweils aktuellen Energiebedarf zu decken. Jeden Tag muss er diverse biologische Prozesse steuern und beständig aufrechterhalten. Darunter so grundlegende wie Ihre Atmung, Ihre Gehirnfunktion oder Ihren Herzschlag.

Doch auch weitere Aktivitäten brauchen Energie, und zwar in unterschiedlichem Maße, je nachdem, wie die äußeren Umstände es erfordern. Die Arbeit der Muskeln und der Organe ist nie gleichbleibend, jeder Tag bringt andere Anforderungen mit sich und damit auch einen anderen Energiebedarf. Denken Sie an unser Beispiel mit dem Kraftstoffverbrauch eines Autos: An einem Tag, sagen wir an einem Sonntag, fahren Sie gemütlich auf der Landstraße und genießen das entspannte Dahingleiten, am Montag danach jedoch müssen Sie dringend zu wichtigen Terminen und fahren mit hoher Geschwindigkeit über die Autobahn oder benötigen Energie für Überholvorgänge mit hoher Beschleunigung. Der Verbrauch wird jeweils sehr unterschiedlich sein, während am Sonntag kaum Benzin, Strom oder Gas durch die Leitungen fließt, ist am Montag der nächste Aufenthalt an der Zapf- oder Ladesäule stetig nah.

Das tägliche Ziel sollte also im Grund eine ausgeglichene Energiebilanz sein, die Ihren Körper im Gleichgewicht hält. Keine überschüssige Energie, die als Körperfett, nicht zuletzt auch in Ihrer Leber gespeichert wird. Wenn weniger zugeführt als verbraucht wird, kann das im Rahmen einer gezielten Gewichtsreduktion natürlich sinnvoll sein, auch hier gibt es jedoch Grenzen, damit die Grundfunktionen Ihres Körpers nicht gefährdet werden.

Der kalorische Grundbedarf des Körpers wird beispielsweise von Alter und Geschlecht beeinflusst. Kinder und Jugendliche haben einen erhöhten Bedarf, da ihre Körper jede Menge Energie für das Wachstum benötigen. Generell gilt: Je jünger, desto höher der Kalorienbedarf. Mit steigendem Alter sinkt der Grundumsatz, die Stoffwechselprozesse laufen in vermindertem Tempo ab und Kalorien werden nicht mehr so schnell verbraucht wie früher. Viele Menschen wundern sich, warum sie an Gewicht zulegen, obwohl sie ihre Essgewohnheiten kaum verändert haben und sich weiterhin ausreichend bewegen. Der Grund liegt eben genau in der beschriebenen Veränderung des Bedarfs. Somit müssten Ernährungspläne eigentlich im Laufe eines Lebens immer mal wieder modifiziert und im Kalorienverbrauch angepasst werden.

Nicht nur das Alter, auch das Geschlecht spielt eine Rolle. Auf Grund der unterschiedlichen Körperzusammensetzung von Frauen und Männern haben beide auch einen voneinander abweichenden Energie- und somit Kalorienbedarf. Der Begriff der Körperzusammensetzung bezieht sich dabei beispielsweise auf den Anteil ihrer Muskelmasse. Dieser beträgt bei Männern durchschnittlich 38 Prozent, bei Frauen 31 Prozent. Ganz generell liegt daher der tägliche Kalorienbedarf von Männern etwa 300 bis 500 Kalorien höher. Einen Vorteil haben Frauen aber doch, wenn auch nur verkürzt, das sind die Schwangerschafts- und Stillzeiten. Der saloppe Spruch, die Frau müsse nun „für zwei" essen, hat hier eine gewisse Berechtigung (wobei damit natürlich nicht konkret die doppelte Kalorienzufuhr gemeint ist). In der Tat erfordern die Leistungen, die die werdende und die junge Mutter bringt, ein Plus an Energiezufuhr, die nicht zuletzt auch dem Kind zugutekommt. Man geht von etwa 20 Prozent Mehrbedarf aus, ein Wert also, der sich bei den meisten Frauen um die 500 Kalorien bewegen dürfte.

MACHT FRUST DICK? Essen kann zur Sucht werden und damit erhebliche Gesundheitsschädigungen hervorrufen. Oft spielen psychologische Faktoren eine wichtige Rolle. Übermäßiges Essen wird dann als Seelentröster genutzt, gerade die sehr ungesunden zucker- und fetthaltigen Speisen, die kurzfristige Bedürfnisbefriedigung versprechen. Es lohnt sich somit immer, auch die Gründe für die erhöhte Kalorienzufuhr zu hinterfragen.

Wie aber können Sie Ihren persönlichen Energiebedarf ausrechnen und damit auch Ihren Ernährungsplan noch besser strukturieren? Es gibt dafür eine einfache Berechnungsart, die einen guten Anhaltspunkt gibt, welche Kalorienmenge Sie Ihrem Körper sinnvollerweise an einem Tag zuführen sollten. Dabei geht es um den PAL-Wert. PAL steht für Physikalisches Aktivitätslevel, der Wert zeigt also den Mehrbedarf an Energie an, der durch verschiedene Alltagssituationen entsteht.

Wie viel Energie darf es sein?

Es ist nicht so einfach, diese Frage zu beantworten. Ob schlank oder mit etwas mehr Gewicht: Der ausschlaggebende Punkt ist hier nicht wirklich das reine Körpergewicht. Entscheidend ist vielmehr das Verhältnis zwischen Muskelmasse und Fettanteil. Muskeln müssen jeden Tag Schwerstarbeit verrichten und verbrauchen daher deutlich mehr Energie als unser Fettgewebe. Es gilt: Je mehr Muskeln und je weniger Fett im Körper, desto höher ist der Kalorienbedarf. Körperliche Aktivität spielt eine große Rolle. Der typische Büromensch, der etliche Stunden am Tag weitgehend sitzend verbringt, hat einen geringeren Kalorienbedarf als ein Bauarbeiter, der in derselben Zeit schwere körperliche Arbeit verrichtet und sich beständig bewegt. Nicht zuletzt deshalb spielt Sport für Menschen mit Büroberufen eine große Rolle, gerade auch Krafttraining zum Muskelaufbau.

IHR KALORIEN-VERBRAUCH

So haben Sie die Kalorien im Blick:
Die Rechnung ist zwar kompliziert, hilft Ihnen aber bei Ihrer Kalorienreduzierung.

GRUNDUMSATZ [Kcal pro Tag]

655 +

+ **9,6 x Gewicht** [kg]
+ **1,8 x Größe** [cm]
− **4,7 x Alter** [Jahre]

+

ZUSATZUMSATZ durch tägliche Arbeit

GRUNDUMSATZ x

Den zutreffenden Faktor auswählen:

0,2 liegend
0,4 sitzend
0,6 stehend
0,8 stehend / gehend
1,0 körperlich hart arbeitend

+

ZUSATZUMSATZ durch Sport

0,9 x

x **Gewicht** [kg]
x **Dauer** [min]
x **MET*** Sportart und Intensität [Kcal/h]

* Kalorienverbrauch nach Sportart und Geschlecht (kcal pro Stunde)

Die Zahlen betreffen Frauen, bei Männern verändern sich diese.

DER SCHEIN TRÜGT. Wenn hier von täglichen Kalorienbedarfswerten die Rede ist, mag das im ersten Moment viel klingen. Doch erreichen Sie mit stark zucker- und kohlehydratreichen Mahlzeiten mehrfach am Tag diese Werte recht schnell. So satteln Sie unnötige Kalorien oben drauf, die in einer Gewichtszunahme enden, und damit in der Konsequenz auch für eine Fettleber sorgen.

Zwei Werte sind es, aus denen sich Ihr täglicher Energiebedarf errechnen lässt. Neben dem PAL-Wert ist das der Grundbedarf in Ruhe, um Körperfunktionen wie Atmung oder Herzschlag ausführen zu können. Für diesen auch als Metabolische Einheit (MET) bezeichneten Bedarf, der immer gleich ist, wurden im Rahmen von Studien Durchschnittswerte errechnet. Diese liegen bei einem normalgewichtigen jüngeren Mann um die 25 etwa zwischen 1 700 und 1 800 Kilokalorien pro Tag, bei einer normalgewichtigen gleichaltrigen Frau zwischen 1 300 und 1 400. Beide Werte sinken mit steigendem Alter. Unter normalgewichtig wird hier ganz wertfrei ein Body-Mass-Index (BMI) zwischen 18,5 und 24,9 verstanden. BMI-Rechner finden Sie im Internet, es braucht zur Berechnung neben Ihrem Gewicht auch die Körpergröße. Dazu kommt als zweiter Wert der PAL-Wert in Form des Mehrverbrauchs durch körperliche Aktivität, dieser variiert naturgemäß je nachdem, wie viel davon am jeweiligen Tag angesagt ist.

Der PAL-Wert für jemanden, der sich fast gar nicht bewegt, weil er beispielsweise im Bett liegt oder nur sitzt, ohne dabei eine geistig anstrengende Tätigkeit auszuführen, liegt bei 1,2–1,3. Bei Arbeit im Sitzen, also den klassischen Bürotätigkeiten, steigt er auf 1,4–1,6. Bewegt der Mensch sich jedoch sehr viel, arbeitet also beispielsweise in einem handwerklichen Beruf oder macht viel Sport, liegt der PAL-Wert bereits bei 2,0–2,4. Multiplizieren Sie nun den PAL-Wert mit Ihrem Ruheenergieverbrauch erhalten Sie Ihren tatsächlichen Tagesverbrauch an Energie in Kilokalorien. So braucht also ein etwa 25-jähriger Mann mit Bürotätigkeit etwa 2 400 Kilokalorien am Tag, der Bauarbeiter im gleichen Alter indes liegt bei deutlich über 3 000. Wenn Sie ein wenig im Internet recherchieren, finden Sie Rechner, mit denen sich diese Werte bestimmen lassen. Soweit die komplizierte Rechnung. Die Rechnung, die Sie hier auf Seite 63 machen können, ist eine Kombination eben dieser Werte, dem Grundumsatz – angelehnt an die sogenannten Harris-Benedict-Formel – und dem täglich normalen Leistungsumsatz plus Zusatzumsatz bei sportlicher

Aktivität. Die Zahlen sind exemplarisch für eine Frau. Interessant ist auch, sich anzuschauen, wie hoch der Kalorienverbrauch in etwa bei verschiedenen Tätigkeiten aussieht. Die schlechte Nachricht: Mit Sex verbrauchen Sie deutlich weniger Kalorien als beim Bügeln oder wenn Sie im Stehen Geschirr abwaschen. Für einmal Unkraut jäten braucht es drei Runden beim Liebesspiel. Nicht immer liegen die Dinge so, wie wir sie uns erhoffen. Aber wie viel schaffen wir in einer Stunde weg? Konkret verbraucht das Abspülen bei Männern 173 Kilokalorien, bei Frauen 135, während das Liebesspiel es nur auf 113 beziehungsweise 88 Kilokalorien bringt. Auch Kochen (188/146), mittelschnelles Gehen mit etwa fünf km/h (263/205) und erst recht Unkraut jäten (338/263) lassen die Pfunde schneller schmelzen. Nicht immer lässt sich das Angenehme perfekt mit dem Nützlichen verbinden. Aber im Prinzip geht es darum, dass Sie ein aktiveres Leben führen. Und dazu reicht es, wenn Sie mit wenigen Minuten pro Tag starten. Steigern Sie dann das Aktivitätslevel in Ihrem Tempo. So schaffen Sie es am Ball zu bleiben. Nur anfangen müssen Sie.

SUPER MITNAHMEEFFEKT: Ihr Energieverbrauch springt nach einer anstrengenden Tätigkeit nicht automatisch wieder in den Ruhezustand, sondern fährt während der Erholungsphase langsam runter, sodass auch beim Ausruhen noch eine Zeit lang ein erhöhter Verbrauch vorliegt. Auf diese Weise hat sportliche Betätigung einen nachhaltigen Effekt.

Es geht also bei der Gewichtsreduktion vor allem darum, das richtige Verhältnis zwischen Kalorienaufnahme und -verbrauch zu finden. Wenn Sie verstanden haben, dass nicht jede Kalorie sich in Übergewicht umrechnen lässt, können Sie auch etwas entspannter überlegen, wann die Sache kippt und wie Sie das verhindern können. Für Sie wird es vor allem darum gehen, zu lernen die Kalorien zu steuern. Einfach nur „Iss die Hälfte" oder ein eisernes Kaloriensparprogramm ist keine Lösung, sondern schadet dem Körper langfristig, weil es ihm nicht die notwendige Energiezufuhr ermöglicht.

Es lohnt also, sich genauer mit der Frage des richtigen Maßes zu beschäftigen und sich zu überlegen, welche Kalorienmenge sinnvoll ist, welche Nahrungsmittel die optimalen Lieferanten sind (siehe ab Seite 113) und – gerade auch mit Blick auf die Leber und ihre benötigten Pausen – welche Zeitpunkte für die Kalorienaufnahme gut und welche weniger gut sind. Darüber hinaus gibt es einige einfache Tricks, die sich auf die Frage der sinnvollen Kalorienreduktion positiv auswirken. Manch einer dieser Tricks scheint auf den ersten Blick etwas ungewohnt, kann jedoch enorm hilfreich sein. Dazu gehört beispielsweise die Sache mit dem Kauen.

Bewusst zu essen, kann Ihnen helfen

Haben Sie schon einmal darüber nachgedacht, wie Sie beim Essen kauen? Und dazu die weitere Frage: Wie schnell Sie essen? Vermutlich ist das ein Gedanke, dem Sie bisher wenig Aufmerksamkeit geschenkt haben, doch tatsächlich lohnt es sich, einen Moment bei diesem Thema zu verweilen, denn Ihre Zähne können durchaus ein Instrument der Gewichtsabnahme sein, wenn Sie sie bewusst dafür nutzen. Konkret geht es darum, ausgiebig und intensiv zu kauen. Das klingt simpel, ist es aber nicht, wenn man überlegt, wie häufig wir alle auch beim Essen unter Zeitdruck stehen und das Essen mehr hinunterschlingen als es im eigentlichen Sinne zu essen: Langsam essen dient nicht nur der Gewichtsreduktion, sondern ganz generell auch dem Genussempfinden. Vielleicht kennen Sie die „Slow Food"-Bewegung, die sich vor vielen Jahren gegründet hat, und deren Fans daran interessiert sind, zu einer echten Genusskultur bei der Nahrungsaufnahme zurückzukommen: langsam und bewusst essen, die Geschmacksstoffe des guten Essens, das man sich gönnt, wirklich herausschmecken und wahrnehmen.

Doch zurück zur Frage, warum langsames und bewusstes Kauen beim Abnehmen helfen kann. Je intensiver Sie kauen, desto stärker schüttet der Körper bestimmte Enzyme aus, die der Aufspaltung von Kohlenhydraten und Fetten dienen. Das sind etwa bestimmte Magenenzyme oder auch solche für den Blinddarm und die Bauchspeicheldrüse. Sobald diese Zucker- und Fettmoleküle sich im Blut befinden, sendet Ihr Körper die ersten Sättigungssignale und fordert Sie damit auf, die Nahrungsaufnahme zeitnah einzustellen. Normalerweise dauert es zwischen 15 und 30 Minuten, bis solche Signale im Gehirn ankommen und auch aus diesem Grund lohnt sich die langsame Nahrungsaufnahme. Beim „Essen mit Rundumschlag" wandert innerhalb sehr kurzer Zeit sehr viel Nahrung in unseren Körper. Noch bevor dieser überhaupt die Chance erhält, „ich bin satt" zu melden, sind bereits viel mehr Kalorien aufgenommen worden, als für das Sattwerden überhaupt nötig gewesen wären. Im Gegensatz dazu sorgt das langsame und sorgfältige Kauen dafür, dass überflüssige Kalorien gar nicht erst den Weg in uns hineinfinden, wo wir sie gar nicht haben wollen. Jede überschüssige Kalorie, die Sie nicht aufnehmen, ist auch eine, die Sie anschließend nicht mühsam abbauen müssen. Darüber hinaus dient das langsame Essen natürlich so oder so Ihrer Leber, die mit weniger „Stoffwechselmaterial" bombardiert wird und entsprechend ruhiger das verarbeiten kann, was sinnvollerweise aufgenommen wurde.

Abnehmen im Schlaf?

Das nächste Missverständnis, mit dem Sie sich auseinandersetzen sollten, ist der Glaube, Kalorienverbrennung und Gewichtsreduktion hätten automatisch immer mit Bewegung zu tun. Natürlich, und dazu werden wir noch ausführlich kommen, spielt Bewegung eine sehr wichtige Rolle im Zusammenhang mit der Revitalisierung Ihrer Leber. Daraus kann jedoch nicht der Rückschluss gezogen werden, dass wir in der bewegungsärmsten Phase unseres Tages, dem Schlaf, keinerlei Chance haben, etwas im Hinblick auf die Kalorienfrage zu tun. Denn so ist das nicht richtig. Unserem Schlaf kommt sogar eine sehr wichtige Rolle zu, wenn wir von Gewichtsreduktion sprechen.

Eigentlich scheint es logisch: Wer mit fünf Stunden Schlaf auskommt, bewegt sich mehr als jemand, der sich acht Stunden gönnt, und hat somit auch mehr Zeit, um Kalorien zu verbrennen und abzunehmen. Doch tatsächlich ist es so: Wer zu wenig Schlaf hat, schleppt häufig eine bleierne Müdigkeit mit durch den Tag und tendiert dazu, sich weniger zu bewegen. Da wird das nachmittägliche Schläfchen auf dem Sofa dem Spaziergang vorgezogen, da bleibt man lieber daheim, als sich noch für die Sportverabredung aufzuraffen. Ausgeschlafene Menschen fühlen sich dagegen in der Regel fitter und motivierter, dem Körper ausgiebige Bewegung zu gönnen und schlagen damit zwei Fliegen mit einer Klappe. Wer sich bewegt und den Körper ein wenig auspowert, wird meist ruhiger und besser schlafen als jemand, der auf dem Sofa vielleicht noch ein Glas Wein und eine Schale Chips vernichtet.

STUDIEN WEISEN DARAUF HIN: Menschen mit Schlafmangel entwickeln ein stärkeres Hungergefühl als die Ausgeschlafenen. Das könnte damit zu tun haben, dass unausgeschlafene Menschen schneller Stressgefühle entwickeln und optional zum typischen Stressessen neigen. Dazu zählen Snacks zwischendurch. Sie sind für die Leber ähnlich belastend wie zu viel Alkohol.

Ausreichend Schlaf hat auch psychologisch positive Effekte. Wer ausgeschlafen ist, fühlt sich motivierter, auch unangenehme oder schwierige Dinge anzugehen. Sich intensiv damit zu beschäftigen, was man für eine Revitalisierung der Leber tun kann, ist somit einfacher, wenn Sie nicht durch zu wenig Schlaf dauermüde sind und letztlich zu nichts mehr Lust haben (siehe Seite 151).

Noch ein paar Tipps, die das Abnehmen erleichtern

Snacken Sie gesund! Wenn Sie das Gefühl haben, über den Tag verteilt nicht auf Snacks verzichten zu können, versuchen Sie, bei der Auswahl Vernunft walten zu lassen. Espresso statt Milchkaffee, Fingerfood aus Rohkost statt Gummibärchen oder Kekse: Wenn es gar nicht anders geht und das Hungergefühl befriedigt werden will, probieren Sie Alternativen wie diese. Noch viel mehr gilt das für den Durst: Limonaden und Fruchtsäfte sind hier echte Kalorienlieferanten. Trinken Sie nach Möglichkeit hauptsächlich Wasser, aromatisieren Sie es mit etwas Minze, Limette oder Gurke und schon wird auch hier der Genuss vielfältiger.

Wasser vor den Mahlzeiten: Klingt fast zu einfach, um wahr zu sein, hat aber einen in Studien nachgewiesenen Effekt. Trinken Sie etwa 30 Minuten vor jeder Hauptmahlzeit ein großes Glas Wasser, es darf auch ruhig ein halber Liter sein. Das Sättigungsgefühl bei der anschließenden Mahlzeit wird deutlich früher eintreten. Die Lust, weiterzuessen, obwohl der Hunger längst gestillt ist, wurde so ausgetrickst. Gerade in Kombination mit dem langsamen und bewussten Kauen bieten sich hier enorme Möglichkeiten, Kalorien zu reduzieren, ohne auf leckeres Essen verzichten zu müssen. Herzpatienten sollten diese Maßnahme mit ihrem Hausarzt besprechen, da eine zu starke Flüssigkeitszufuhr bei ihnen zu Problemen wie verstärkten Wassereinlagerungen führen kann. Außerdem kann die Wirkung von entwässernden Medikamenten herabgesetzt werden.

Kleinere Teller und Gläser: Hier kommt die Psychologie ins Spiel. In Studien wurde nachgewiesen, dass Menschen weniger essen und trinken, je kleiner Trinkgefäße oder Essbehältnisse waren. Das Sättigungsgefühl tritt trotz kleinerer Portionen ein, denn optisch waren Teller und Glas ja gut gefüllt.

Sparen Sie Kalorien auf smarte Weise: Wenn Sie gerne digitale Tools nutzen, können Sie das auch hier tun. Das geht beim Thema Ernährung etwa mit einer Kalorienzähler-App. Es ist ein kleiner Zeitaufwand, um die Nahrungsmittel anhand einer solchen App nachzuverfolgen, doch es kann sich durchaus lohnen. Schwarz auf weiß liegt er plötzlich vor Ihnen: Der Beweis, woher die überschüssigen Pfunde auf Ihren Rippen stammen. Und damit kommt auch der Beweis, woher die übergewichtigen Zellen in Ihrer Fettleber rühren.

Nichts ist alternativlos: Hier sind wir wieder bei den Details. Manchmal hilft es schon, Kleinigkeiten bei der Nahrungszubereitung zu verändern. Womit braten Sie beispielsweise? Statt Butter oder Schmalz eignen sich auch viele pflanzliche Öle wie etwa Raps- oder Olivenöl, und auch diese verwenden Sie am besten nur in Maßen. Würzen Sie zudem mit frischen oder getrockneten Kräutern. Beim Backen gibt es mehlfreie Backrezepte, sodass Weißmehl eingespart werden kann. All dies sind kleine Schritte, doch je häufiger man sie geht, desto mehr Effekt bringen sie.

Clean eating: Das ist schon eher eine große Umstellung als ein kleiner Trick, soll an dieser Stelle aber doch kurz erwähnt werden. Manchmal besteht der Trick nämlich auch einfach darin, anstatt vieler kleiner Veränderungen einfach eine einzelne große vorzunehmen. Es gibt Menschen, bei denen das besser funktioniert, etwa weil es schneller messbare Effekte mit sich bringt. Clean eating meint nichts anderes als auf jegliche Zusatzstoffe sowie Weißmehl und Zucker komplett zu verzichten. Fertigprodukte und Süßigkeiten verschwinden damit automatisch ganz vom Speiseplan, dafür wird mit frischen Lebensmitteln selbst gekocht und bei Brot oder Brötchen steht ausschließlich Vollkorn auf dem Programm.

SO VERBRENNEN SIE KALORIEN

Wandern, Schwimmen, Yoga oder Tanzen – es gibt viele Wege zusätzliche Kalorien zu verbrennen. Da ist sicher auch etwas für Sie dabei.

	♂	♀		♂	♀
Schwimmen (Brust, schnell)	720	580	Walken (schnell)	460	350
Skilanglauf (6 km/h)	570	470	Krafttraining	570	460
Joggen	570	400	Radfahren (25 km/h)	570	460
Tennis	570	460	Aerobic	360	290
Fußball	500	400	Yoga	180	140
Basketball	430	350	Tanzen (Standard, langsam)	210	170
Abfahrtski	430	350	Golf	250	200

Mann: 1,80 m, 80 kg, 40 Jahre; Frau: 1,70 m, 70 kg, 40 Jahre, pro Stunde, Durchschnittswerte

Vorbereitung und Planung schlau nutzen

Wenn der Heißhunger Sie überfällt und die Vernunft außer Gefecht setzen möchte, wenn die Chipstüte im Schrank oder die Imbissbude um die Ecke so viel näher erscheint als jede gesunde Alternative, müssen Sie dem nicht nachgeben. Diese Attacken lassen sich durch ein wenig vorausschauende Planung erheblich eindämmen oder ganz verhindern. Wenn Sie unterwegs sind und wissen, dass es schwierig werden wird, vernünftige Mahlzeiten einzunehmen, bereiten Sie daheim bereits etwas zum Mitnehmen vor. Ein Vollkornbrötchen mit Salat und Käse etwa hat auf Ihr Hungergefühl genau die gleiche Wirkung wie Pommes und Döner. Vor allem dann, wenn Sie schön langsam kauen. Erinnern Sie sich? Daheim kann man beispielsweise Mahlzeiten für solche Tage vorkochen, von denen man weiß, dass keine Zeit für eine ausführliche Kochsession bleiben wird. Oder Sie haben zumindest Zutaten wie Gemüse schon vorgeschnitten im Kühlschrank, um bei der Zubereitung Zeit zu sparen. Auch solche kleinen Vorplanungen verhindern, dass man spontan zur ungesunden und kalorienreichen Alternative greift.

KALORIEN WEGATMEN? JA, GENAU: Wenn Sie genau wissen, dass Stressphasen Sie zum Essen animieren, versuchen Sie, diese Momente mit einer Atemtechnik zu überbrücken. Beispiel: einatmen, sodass sich der Bauch nach vorne wölbt, und dann möglichst langsam ausatmen. Das Ganze mindestens zehn Mal wiederholen. Konzentrieren Sie sich dabei ganz auf die Atmung, am besten mit geschlossenen Augen. Solche Übungen helfen, in Akutphasen Heißhungerattacken zu überstehen.

Ein wichtiger Tipp von mir: Gehen Sie nie mit leerem Magen einkaufen. Der Hunger steuert Ihren Einkauf und lässt Dinge in Ihrem Einkaufswagen landen, die weder auf Ihrem Zettel stehen, noch jemals zu kaufen geplant waren. Und natürlich handelt es sich dabei dann vor allem um reine Lustkäufe, all das leckere, aber ungesunde Zeug, das daheim oder sogar noch unterwegs schnelle Bedürfnisbefriedigung verspricht. Sinnvoller ist es, sich einen fixen Termin für den Wocheneinkauf zu überlegen, beispielsweise am Samstag nach einem entspannten und reichhaltigen Frühstück. Ihr Hungergefühl lässt Sie in Ruhe, Sie sind generell entspannter, weil das Wochenende bevorsteht und sind so in der Lage, mit einem Lächeln auf den Lippen an allen Versuchungen vorbeizuschweben, die da im Regal auf Sie lauern. Denn tatsächlich ist es so: Was Sie nicht im Haus haben, wenn die lustvolle Heißhungerattacke kommt, können Sie auch nicht essen. Die Hürde für schnelle, ungesunde Nascherei ist erheblich höher, als wenn sich nur eine dünne Schranktür zwischen Ihnen und dem kurzfristigen Genuss befindet. Wenn Sie mit der Ernährung erstmal einen guten Weg gefunden haben, wird Ihnen die Sache mit den sportlichen Aktivitäten gleich viel leichter fallen. Und das ist gut so, denn erst in der Kombination von beidem wird der Abnehmerfolg von Dauer sein.

Move your body: Sport und Bewegung

Sport und Bewegung sind mehr als ein Diätzusatz – Sie brauchen beides, um Ihr neues Gewicht halten zu können.

Auch wenn wir, wie im vorherigen Kapitel gesehen, leider damit leben müssen, dass die Bewegung beim Sex weniger Kalorien verbrennt als deutlich unangenehmere Tätigkeiten, bleibt es eine unbestrittene Tatsache: Ohne Sport und Bewegung funktioniert eine spürbare und sinnvolle Gewichtsreduktion gar nicht. Erst die Kombination aus einer Ernährungsumstellung im Sinne einer bewusst (auch, aber nicht nur) leberfreundlichen Ernährung mit einem Bewegungsprogramm, das seinen Namen verdient, wird langfristigen Erfolg erzielen. Sport ohne Ernährungsumstellung bringt keinen nachhaltigen Erfolg und Ernährungsumstellung ohne Sport ebenso wenig. Wer sich das klar gemacht hat und sein Ziel der spürbaren

Gewichtsreduktion nicht aus den Augen verlieren will, wird sich Gedanken über den richtigen Weg in Sachen Sport machen müssen. Wir alle kennen dieses Tier namens innerer Schweinehund, und kaum irgendwo scheint dieses Geschöpf so mächtig und riesengroß, als wenn es darum geht, vom Sofa runterzukommen und sportliche Aktivitäten in den ganz normalen Alltag mit aufzunehmen.

Aber: Niemand verlangt von Ihnen, dass Sie innerhalb kürzester Zeit vom Leistungssport beseelt sein werden und jeden Tag oder jede Woche einen persönlichen Triathlon aus Radfahren, Laufen und Schwimmen absolvieren. Ob Ihnen Bestzeiten, Streckenvorgaben und ähnliches bei der Motivation helfen, bleibt Ihnen selbst überlassen. Manch einer hat sich von zu hohen und unrealistischen Vorgaben schon wieder von seinen sportlichen Vorhaben abbringen lassen und damit auch die damit verbundenen Hoffnungen im Hinblick auf die Gesundheit ad acta gelegt.

Insofern an dieser Stelle ein deutliches Plädoyer für Realismus und auch hier das richtige Maß. Das ist sogar im Hinblick auf einen bestimmten Effekt besonders wichtig. Menschen, die sich beim Sport tendenziell überfordern, ständig versuchen, an ihre Leistungsgrenze oder sogar darüber hinaus zu gehen, sind nach dem Sport in der Regel komplett erschöpft und zu keiner weiteren, noch so kleinen Aktivität mehr in der Lage. Anders gesagt: Nach dem Sport geht's direkt aufs Sofa, Beine hoch und ausruhen, am besten noch mit einem leckeren Bier dazu. Angesichts der Tatsache, dass die Menge an verbrauchten Kalorien durch Sport generell gerne überschätzt wird, ist dieses Verhalten kontraproduktiv. Tatsächlich ist es sinnvoller, es beim Sport etwas langsamer angehen zu lassen und anschließend noch genug Motivation für andere Dinge zu haben, die ebenfalls mit Bewegung zu tun haben, und sei es nur das Befüllen und Ausräumen der Waschmaschine oder der Spülmaschine.

MEDIZINISCHER RAT: Bevor Sie sich regelmäßiger sportlicher Aktivität stellen, ist eine kurze Rücksprache mit der Hausärztin, dem Hausarzt oder den behandelnden Fachärzten sinnvoll. Gerade, wenn vielleicht gesundheitliche Beschwerden vorliegen, die bestimmte Sportarten ausschließen oder auch einfach nur, um eventuelle Unsicherheiten hinsichtlich der sportlichen Belastbarkeit zu besprechen. Eine Überbelastung kann ernsthafte Folgen bis hin zum plötzlichen Herztod haben.

Welcher Sport bietet sich an?

Ihr Sportprogramm sollte vor allem Ihren persönlichen Anforderungen genügen. Ein langsamer Aufbau, Schritt für Schritt, ist allemal besser, als sich direkt zu überfordern und nach drei Tagen die Sportsachen wieder in die Ecke zu schmeißen und dem Sofa den Vorzug zu geben. Soll heißen: Sie müssen nicht sofort joggen und einen Fünf-Kilometer-Lauf hinlegen. Gehen Sie stattdessen spazieren, aber machen Sie es regelmäßig, am besten jeden Tag. Suchen Sie sich eine interessante Strecke, auf der es etwas zu sehen gibt, oder erkunden Sie auf verschiedenen Strecken Ihre nähere Umgebung. Oder fahren Sie ein Stück mit dem Auto, mit Bus oder Bahn, um von einem anderen Standort aus die dortigen Gegebenheiten zu erkunden. Es bieten sich ungezählte Möglichkeiten! Vielleicht machen Sie diesen Spaziergang zu einem festen Ritual. Ganz für sich allein, um auch die Gedanken ein wenig schweifen zu lassen oder mit lieben Menschen, um sich über die neuesten Dinge auszutauschen.

GEHEN TUT GUT: Fachleute schätzen, dass 7 500 bis 10 000 Schritte am Tag dazu beitragen, den Körper in jeder Hinsicht zu stärken und damit lebensverlängernd zu wirken. Das hilft Ihrer Leber, aber auch anderen Organen wie dem Herz. Nehmen Sie einen Schrittzähler zur Hilfe, etwa als App auf dem Smartphone, und kontrollieren Sie so Ihre tägliche Schrittzahl.

Sport soll in den meisten Fällen dazu dienen, überflüssige Pfunde loszuwerden. Doch Vorsicht: Wer starkes Übergewicht hat, sollte in jedem Fall langsam beginnen und das Programm nach und nach steigern. Die Erfolge werden sich bei einer guten Kombination mit einer Ernährungsumstellung bald einstellen und das Programm kann auch gesteigert werden. Wenn Sie anfangs nur spazieren gegangen sind, bekommen Sie nach einiger Zeit und den ersten sichtbaren Erfolgen vielleicht Lust, doch auf ein leichtes Jogging umzusteigen und irgendwann regelmäßige Laufrunden zu drehen. Sie wären nicht die erste Person, die sich von den Erfolgen motivieren lässt.

Das ist auch insofern sinnvoll, als gerade Laufen die Gelenke belastet, und mit je mehr Übergewicht Sie kämpfen, desto stärker ist diese Belastung. Wenn Sie also erst mit dem Joggen beginnen, nachdem Sie bereits einiges an Gewicht verloren haben, schont das die Gelenke genauso wie Muskeln und Sehnen. Ähnliches gilt für

Krafttraining. Auch hier empfiehlt es sich, nicht gleich in die Vollen zu gehen und Gewichte zu stemmen. Wenn die Gelenke gesund sind, können Sie beispielsweise mit Kniebeugen und Liegestütz beginnen. Dabei ist es vollkommen in Ordnung, wenn am Beginn nur ein oder zwei von ihnen gelingen. Machen Sie weiter, Regelmäßigkeit ist wichtig. Sie werden feststellen, dass nach ein paar Tagen ein oder zwei weitere möglich sind und im Laufe der Zeit immer mehr hinzukommen. Diese langsame Steigerung mit regelmäßigen Erfolgserlebnissen ist psychologisch wesentlich sinnvoller, als sich von Beginn an zu überfordern und nach kurzer Zeit nicht nur aufzugeben, sondern neue gesundheitliche Beschwerden zu verspüren.

Ihr Körper braucht Energie, um alle gewünschten Aktivitäten und Funktionen auszuführen. Diese Energie bezieht er aus der Nahrung. Energie aus Lebensmitteln, die nicht sofort verbraucht wird, wird als Glykogen oder Fett gespeichert. Die Energiefreisetzungsprozesse, die der Körper ausführt, um Energie für verschiedene Bedarfe zu generieren, bezeichnet man entweder als „aerob" oder als „anaerob". Diese Begriffe kommen auch beim Sport zur Anwendung. Generell gilt Ausdauertraining als aerob, Krafttraining hingegen als anaerob. Für ein optimales Sportprogramm empfiehlt es sich, beides zu kombinieren. Die Silbe „aer" bezieht sich auf die Verwendung von Sauerstoff im Energieerzeugungsprozess der Muskeln. Anaerobe Prozesse benötigen keinen Sauerstoff, um die Energie freizusetzen. Abhängig von der Dauer und Intensität der körperlichen Aktivität muss unser Körper Energie auf die effektivste Weise erzeugen. Dabei ergänzen sich die aeroben und anaeroben Prozesse häufig.

Ausdauer- und Kraftsport kombinieren

Ausdauertraining, auch Kardiotraining genannt, ist dadurch gekennzeichnet, dass überwiegend aerobe Prozesse im Körper ablaufen. Beim Ausdauertraining wiederholen sich Bewegungen über einen Zeitraum von mindestens 30 Minuten kontinuierlich und steigern dabei den Sauerstoffverbrauch. Neben dem Abnehmeffekt sind diese Sportarten vor allem auch sehr förderlich im Hinblick auf Herz, Lunge und Kreislauf. Aerobes Training senkt nicht nur das Risiko von Herzerkrankungen und Schlaganfällen, sondern auch von Diabetes Typ 2, womit ein zusätzlicher positiver Effekt auf die Leber zu verzeichnen ist. Typische Sportarten im Ausdauerbereich sind Gehen, Radfahren, Laufen und Schwimmen.

Beim Krafttraining wird die Energie über anaerobe Prozesse freigesetzt. Anaerobe Übungen verbessern Muskelkraft, Kraftausdauer und Körperumfang. Beim Krafttraining werden Übungen mit hoher Intensität über einen kurzen Zeitraum ausgeführt, meist nur für einige Sekunden bis Minuten. Typisches Krafttraining ist beispielsweise Sprinten, Gewichtheben – frei oder an Kraftgeräten –, Übungen mit Widerstandsbändern sowie Übungen mit dem eigenen Körpergewicht (zum Beispiel Liegestütze, Klimmzüge, Kniebeugen, Ausfallschritte). Auch hier gibt es Effekte außerhalb der Gewichtsreduktion. Regelmäßiges anaerobes Training erhöht ihre Knochenmassendichte und verringert so das Osteoporoserisiko. Die Aufrechterhaltung der Muskelmasse und der entsprechenden Kraft senkt das Risiko für Stürze in höherem Alter.

Um gute Ergebnisse zu erzielen und auch ein wenig Abwechslung in das Sportprogramm zu bringen, ist eine Kombination aus Kraft- und Ausdauersport langfristig die beste Lösung. Beim Kraftsport ist es meist sinnvoll, ein professionelles Fitnessstudio aufzusuchen. Dort sind zum einen viele verschiedene Geräte vorhanden, an denen unter Anleitung trainiert werden kann, zum anderen können Sie dort gegebenenfalls Beratung erhalten. Beim Ausdauersport können Sie sich einer Laufgruppe anschließen, die Ihrem Leistungsstand entspricht. Das gemeinsame Sporterlebnis macht Spaß und hilft, dem inneren Schweinehund nicht zu viel Raum zu geben, wenn er sich doch eher nach dem heimischen Sofa sehnt.

VOR DEM SPORT AUFWÄRMEN UND DEHNEN: Die Durchblutung verbessert sich, es werden mehr Nährstoffe und Sauerstoff zu den Muskeln transportiert, deren Leistungsfähigkeit damit optimiert wird. Dehnübungen verbessern die Gelenkbeweglichkeit und senken damit das Verletzungsrisiko. Typische Aufwärmübungen dauern um die 10 bis 15 Minuten und beinhalten leichte Ausdauerübungen wie Seilspringen sowie Dehnübungen im Stehen oder Sitzen.

Wenn Ihnen Spazierengehen zu langsam ist, Sie vor schnelleren Joggingrunden aber noch zurückschrecken, könnte Nordic Walking eine gute Alternative für Sie sein. Generell gilt dieser Sport für viele

KRAFTSPORT LEICHT GEMACHT

Auch für Anfänger ist der Einstieg in Kraftsport ganz leicht. Probieren Sie es für wenige Minuten pro Tag aus.

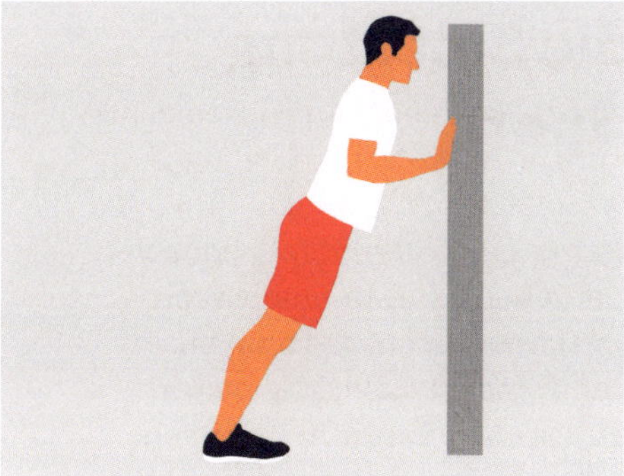

Wanddrücken: Hände etwas breiter als schulterbreit und auf Schulterhöhe gegen die Wand. Arme erst gestreckt. Langsam nach vorne beugen und dabei den Rücken gerade halten.

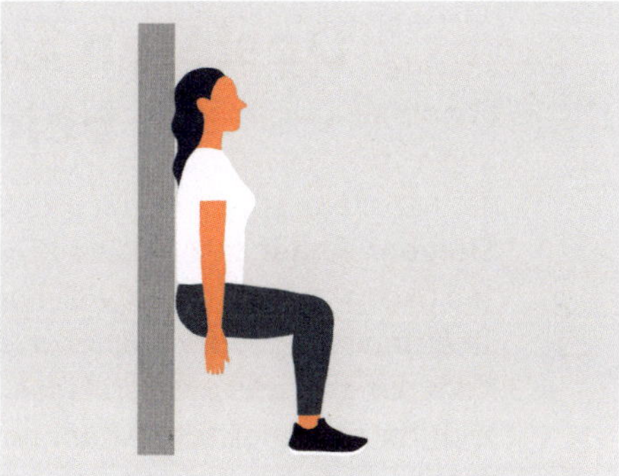

Wandsitzen: Füße hüftbreit aufstellen, die Knie im 90-Grad-Winkel, Arme hängen locker herab. Den gesamten Rücken und besonders den unteren Rücken fest gegen die Wand pressen. Halten.

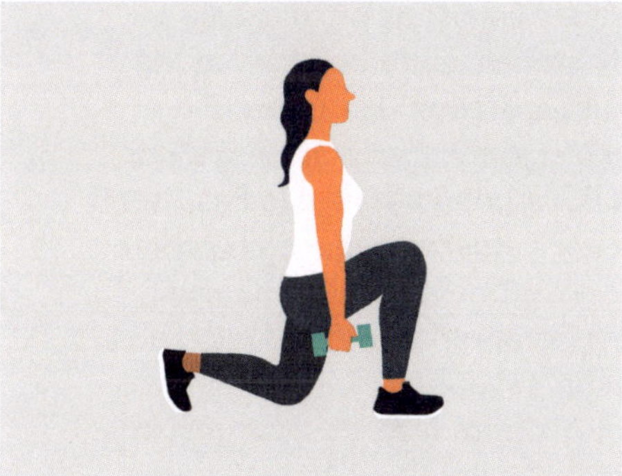

Ausfallschritt: Aus dem Stand einen großen Schritt nach vorne machen. Die Hüfte absenken, bis das hintere Knie dicht über dem Boden ist. Den Rücken und die Hüfte gerade halten. Bein wechseln.

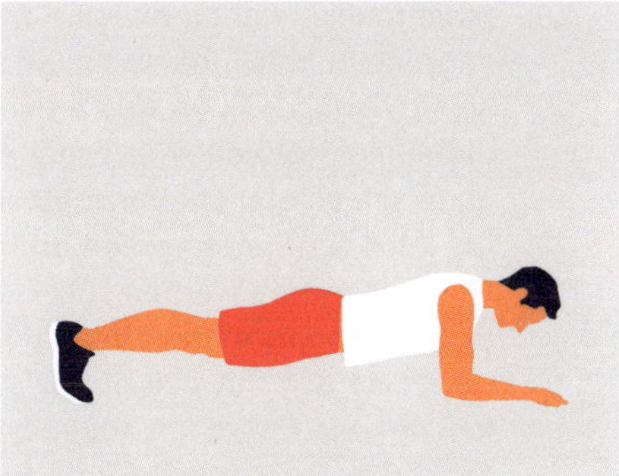

Unterarmstütz: Flach auf den Bauch legen. Die Ellenbogen unterhalb der Schulter aufsetzen, die Zehen aufsetzen und hochdrücken, bis der Körper eine gerade Linie bildet. Halten.

unserer Organe, insbesondere für das Herz, als einer der effektivsten überhaupt. Die Leber profitiert insofern doppelt, indem einerseits eine Gewichtsabnahme, andererseits Organe, die mit der Leber in Verbindung stehen, ebenfalls gestärkt werden. Funktioniert der gesamte Organismus leichter und besser, funktioniert auch Ihre Leber besser und umgekehrt. Diese ganzheitliche Sichtweise, auch unter Einbeziehung des psychologischen Faktors, ist bei allen Gesundheitsaktivitäten mitzudenken.

Dosieren Sie die Belastung beim Sport

Darüber hinaus lässt sich ein weiterer ungewollter Effekt beobachten, wenn zu schnell zu viel Sport getrieben wird: In Studien mit übergewichtigen Menschen wurde nachgewiesen, dass die besonders eifrigen und aktiven Neusportler in großer Zahl dazu neigten, sich für die geleistete Arbeit mit ausgiebigem Essen zu belohnen. Auch sorgte bei einigen die ungewohnt starke Bewegung für heftige Hungergefühle, die schließlich befriedigt werden mussten. Dass dabei weder auf die zugeführten Mengen noch auf den „Gehalt" der Nahrung besonderer Wert gelegt wurde, ist wenig überraschend.

Sport und Ernährung gehören also zusammen, wenn es um eine nachhaltige Gewichtsreduktion gehen soll, die dann auch der Leber nützt und sie richtig revitalisiert. Tatsächlich ist es so, dass die Ernährungsumstellung an erster Stelle stehen sollte und Bewegung sowie richtiger Sport das Ergänzungsprogramm darstellen. Ein unbedingt notwendiges Ergänzungsprogramm, nicht dass wir uns da falsch verstehen. Verzichtbar ist Bewegung auf keinen Fall, wenn die Kilos schmelzen sollen und aus der Fettleber wieder ein echtes Leistungsorgan werden soll. Der Sport ist insofern als Ergänzung anzusehen, als er die Erfolge, die ein Ernährungswechsel nach einer gewissen Zeit mit sich bringt, zu festigen vermag. Sport in sinnvollem, an den Einzelnen angepasstem Ausmaß hilft, das mit gesunder Ernährung bereits reduzierte Gewicht zu halten und Muskelmasse aufzubauen. Die stetige Bewegung in Zusammenhang mit der Ernährungsumstellung sorgt also dafür, dass Ihr Körper überschüssige Energie nicht sofort wieder in Fettpolster umwandelt.

Geht's nicht doch einfacher?

Andere Wege der Gewichtsreduktion erscheinen im Moment sehr verlockend. Erfahren Sie, warum Zurückhaltung angesagt ist.

Die Ernährung umstellen. Regelmäßig Sport treiben. Allein der Gedanke daran wird dem einen Leser oder der anderen Leserin vermutlich schon den Schweiß auf die Stirn treiben und den Wunsch auslösen, erstmal das Buch zuzuklappen. Geht das nicht einfacher, fragen Sie sich vielleicht. Hat die moderne Medizin nicht enorme Fortschritte gemacht, neue Medikamente entwickelt und Operationsmethoden, mit denen das Abnehmen sehr viel einfacher geht? Wenn die moderne Forschung es uns ermöglicht, die Leber zu revitalisieren, warum nutzen wir ihre Ergebnisse nicht einfach, anstatt mühsam die Essgewohnheiten umzustellen und uns in die Sportklamotten zu quälen? Und wenn es dann doch über die Ernährung gehen soll: Gibt's da nicht etwas aus der Diätforschung, das schnelle und einfache Lösungen verspricht? Schauen wir uns die Optionen einmal an.

Nahrung nicht einfach ersetzen

Die Zahl der unterschiedlichen Diätansätze ist unüberschaubar. Die meisten, Generationen von leidgeprüften Übergewichtigen können davon ein Lied singen, taugen überhaupt nichts. Und doch kommen immer wieder neue Produkte und Methoden auf den Markt, die endlich Erfolg versprechen. Ein solches Versprechen auf dem derzeitigen Diätmarkt sind sogenannte Formula-Diäten. Ihr Ansatz besteht darin, normale Mahlzeiten durch ein künstliches kalorienreduziertes Produkt zu ersetzen. Dieses wird meist in Form von Shakes angeboten, es gibt auch fertige Drinks oder Pulvervarianten.

Schnell und unkompliziert auf dem Weg zur Gewichtsabnahme und damit auch zur Leberrevitalisierung. Funktioniert das?

Ja, durchaus: Es kommt zu einer Gewichtsabnahme, wenn die Rahmenbedingungen des jeweiligen Produktes eingehalten werden.

Den größten Erfolg versprechen Formula-Diäten, wenn zu Beginn konsequent die drei Hauptmahlzeiten durch Shakes ersetzt werden. Weitere Mahlzeiten oder Snacks sind tabu. Damit lässt sich die Kalorienzufuhr sehr genau kontrollieren. In der Regel enthält ein Shake oder Fertigdrink 200 bis 400 Kalorien, sodass die Gesamtkalorienzufuhr pro Tag unwesentlich über 1 000 Kalorien liegt und es zu einer Gewichtsabnahme kommt. Das Geheimnis liegt letztlich in der konsequenten Anwendung der Diät. Werden außerhalb der Shakes unkontrolliert Kalorien zugeführt, gibt es keinen Erfolg beim Abnehmen. Natürlich ernährt man sich nicht dauerhaft nur von Shakes. Nach und nach werden diese durch normale Mahlzeiten ersetzt, es müssen jedoch gewisse Rahmenbedingungen eingehalten werden. Diese Rahmenbedingungen können beispielsweise vorsehen, dass neben den Diät-Shakes täglich eine Hauptmahlzeit mit einer vorgegebenen Höchstkalorienzahl sowie kleine Zwischenmahlzeiten mit ebenfalls maximaler Kalorienzahl eingenommen werden. Oder es werden zwei normale Mahlzeiten durch die Produkte abgelöst.

Sollten Sie eine solche Diät in Erwägung ziehen, bedenken Sie, dass gerade bei der anfänglich ausschließlichen Ernährung durch Shakes einige wichtige Nährstoffe, wie etwa Ballaststoffe, fehlen, sodass diese Phase nur für eine kurze Zeit dauern sollte (und es schadet auch nicht, wenn Ihr Hausarzt darüber Bescheid weiß). Darüber hinaus sollte man sich bewusst sein, dass es durch die niedrige Kalorienzufuhr und den Mangel an Ballaststoffen auch zu Nebenwirkungen wie Durchfall oder Verstopfung, Blähungen, Magenschmerzen und Müdigkeit kommen kann.

Die versprochenen Effekte solcher Diäten treten also zunächst mal bei den meisten abnehmwilligen Menschen ein. Trotzdem ist dies eine Variante der Gewichtsreduktion und damit auch der Leberrevitalisierung, die mit Zurückhaltung gesehen werden sollte. Der einfachste Grund für eine solche Zurückhaltung liegt darin, dass der Denkansatz einer solchen Diät grundsätzlich falsch ist. Dieser Denkansatz geht davon aus, dass es eine gute Idee sei, Mahlzeiten durch künstliche, chemisch hergestellte Substanzen zu ersetzen. Diese Denkweise führt in die falsche Richtung, denn wie Sie bereits gesehen haben, geht es bei der für eine Revitalisierung Ihrer Leber notwendigen Gewichtsreduktion vor allem auch um eine prinzipielle Ernährungsumstellung und damit um eine Umstellung Ihrer Gewohnheiten, was immer auch die Denkgewohnheiten mit umfasst.

Diäten, die wesentlich auf künstliche Mittel setzen, sind die Vorstufe für eine unkritische Einnahme von Medikamenten, die ebenfalls dafür sorgen sollen, dass überschüssige Pfunde wie durch ein Wunder verschwinden. Und noch mehr: Sie sollten sich damit auseinandersetzen, dass jeder chemische Eingriff in Ihren Körper das sogenannte Mikrobiom verändert.

Mit dem Begriff des Mikrobioms wird die Gesamtheit der Mikroorganismen beschrieben, die im menschlichen Körper bestimmte Funktionen erfüllen. Vor allem im Bereich des Darmtraktes leben sehr viele der insgesamt fast 40 Billionen Mikroorganismen, die das menschliche Mikrobiom bilden. Wenn Sie also dieses Mikrobiom verändern, indem Sie Ihrem Körper unnötig chemische Substanzen zuführen, beeinflussen Sie damit nicht zuletzt auch die Funktionstüchtigkeit Ihrer Darmflora auf eine Art und Weise, bei der Sie die Folgen nicht abschätzen können.

Letztlich gilt es Folgendes nie zu vergessen: Wunder gibt es nicht, eine nachhaltige Gewichtsabnahme und vor allem auch das konstante Halten des schließlich erreichten Gewichtes beruhen immer auf Ihrer Einstellung zum Thema und Ihrem Willen. Abkürzungen, die unabhängig von der genannten Einstellung funktionieren sollen, werden sich früher oder später nicht als Schnellstraße, sondern als Sackgasse erweisen.

DIÄT UND PSYCHOLOGIE: Der grundsätzliche Fehler beim Gedanken an eine Diät ist der, zu glauben, man könne mit einer todsicheren Methode in kurzer Zeit viel Gewicht verlieren, und damit sei die Sache dann erledigt. Der sogenannte Jo-Jo-Effekt wird unweigerlich eintreten: Man fällt nach Erreichen des Wunschgewichts in alte Essgewohnheiten zurück, senkt das Bewegungslevel wieder und nimmt schnell zu, oft sogar über das vorherige, zu hohe Gewicht hinaus. Diäten beginnen deshalb immer im Kopf.

Anstatt sich die oft recht teuren Mittel zu besorgen, deren langfristiger Nutzen eher zweifelhaft und die gesundheitlichen Folgen nicht zu unterschätzen sind, sollte eine Diät also auf natürliche Kalorienreduktion setzen. Letztendlich sollte auch der Begriff der Diät vielleicht gar nicht so sehr strapaziert werden, da hier viel zu viele negative Assoziationen mitschwingen. Eine Ernährungsumstellung, die auf eine Kalorienreduzierung abzielt, ist letztlich eben genau das.

Mit Medikamenten nachhelfen?

Shakes und Pulver sind das eine, noch interessanter wird die Frage nach den Auswirkungen auf den gesamten Körper, wenn man sich dem Thema Medikamente widmet. Vor allem eins sorgt seit einiger Zeit für Furore und ist – zumindest in den USA – bereits ein absoluter Trend mit großen Auswirkungen: die sogenannte Fettweg-Spritze. Gemeint ist Semaglutid.

Semaglutid ist ein Wirkstoff, der als Injektionslösung zur Behandlung von Diabetes Typ 2 entwickelt wurde, um hier eine langfristige Gewichtsreduzierung und -kontrolle zu erreichen. Es gehört zur Gruppe der sogenannten GLP-1-Rezeptor-Antagonisten, wie auch Liraglutid, einfacher ausgedrückt: Es senkt den Blutzucker. Es wirkt appetitmindernd, indem die Wirkung des Hormons GLP-1 im Gehirn nachgeahmt wird. Konkret heißt das, dass Semaglutid die Magenentleerung verlangsamt und zu einem erhöhten Sättigungsgefühl führt. Durch diese Effekte kommt es zu einer dauerhaften Reduzierung der Kalorienaufnahme. Bisherigen Studien zufolge ist eine Gewichtsabnahme um etwa 15 Prozent innerhalb von etwas mehr als einem Jahr eine realistische Erwartung bei der dauerhaften Behandlung mit Semaglutid-Präparaten. Positive Auswirkungen des Medikaments wurden auch im Hinblick auf die Senkung des Blutdrucks und eine Verbesserung der Blutfettwerte festgestellt.

Allerdings muss man kritisch anmerken, dass längst nicht abschließend klar ist, ob Semaglutid wirklich der Durchbruch ist, den sich viele Ärzte und Übergewichtige wünschen. Derzeit wird Semaglutid außerhalb der Therapie von Diabetes-Patienten und -Patientinnen nur begleitend zu einer Ernährungsumstellung und vermehrter Bewegung eingesetzt. Langzeitstudien fehlen bisher, daher ist eine gewisse Zurückhaltung im Einsatz angezeigt, auch wenn Semaglutid derzeit – nicht zuletzt von immer mehr Prominenten – als eine Art bedenkenloses Wundermittel zur Gewichtsreduktion angepriesen wird. Wundermittel gibt es aber natürlich nicht.

Das früher einsetzende Sättigungsgefühl als Abnehmwirkung sollte nicht allein betrachtet werden. Es gibt auch durchaus problematische Gründe, weshalb man genauer hinsehen sollte: Zu den häufiger beobachteten Nebenwirkungen gehören aktuell Kopfschmerzen und Schwindel, aber auch Durchfall und Verstopfung oder Blähungen, also generell gastrointestinale Beschwerden. Selten, jedoch schwerwiegender ist das Auftreten von diabetischen Retinopathien, einer Schädigung der lichtempfindlichen Membran am Augenhintergrund. Zu beachten ist darüber hinaus, dass Semaglutid-Präparate nach gegenwärtigem Stand dauerhaft eingenommen werden müssen, um ihre Wirkung zu entfalten. Werden sie abgesetzt, kommen die Kilos ganz schnell zurück.

KASSENSCHLAGER ADIPOSITAS: Neben Semaglutid wird an weiteren Medikamenten geforscht, die ähnliche Erfolge im Hinblick auf eine Gewichtsabnahme erzielen sollen. Da Adipositas längst ein Massenphänomen ist und ein immer weiter steigendes Interesse daran besteht, Präparate verfügbar zu haben, die auf scheinbar einfachem Wege beim Abnehmen helfen, ist die Entwicklung solcher Präparate für die Hersteller ein lukratives Geschäft und wird entsprechend vorangetrieben.

Aus ärztlicher Sicht gelten gegenüber Medikamenten immer nüchterne Abwägungsfaktoren. Ganz grundsätzlich aber gilt eine Sache, und die ist gerade in Bezug auf die Revitalisierung der Leber und in diesem Zusammenhang eben auch in Bezug auf die Reduzierung des Körpergewichts entscheidend: An erster Stelle sollte immer eine natürliche Behandlung von Krankheiten stehen. Alles, was der Mensch mit „Bordmitteln" tun kann, gilt es zunächst auszuschöpfen, um eine Verbesserung der Situation zu erreichen. Bordmittel meint in diesem Zusammenhang alles, was Sie selbst in Ihrem Alltag beitragen können. Dazu gehört eine modifizierte Ernährung, dazu gehört Sport und dazu gehören allgemeine Bewusstseins- und Verhaltensänderungen.

Medikamente sind nie das Erste, woran man denken sollte, wenn es ums Abnehmen geht, sie können aber ein Mittel der Wahl zur zusätzlichen Unterstützung oder zur ganz gezielten Behandlung von Krankheitssymptomen sein, die auf natürlichem Wege nicht zu beseitigen sind. Da es bisher keine Medikamente gibt, die eine Fettleber auf direktem Wege heilen, spielen diese für diesen Zusammenhang erst recht die zweite Geige. Der Arzt oder die Ärztin muss letztendlich entscheiden, wie weit Patientinnen und Patienten mit den Änderungen im Hinblick auf Ernährung und Bewegung ihre Fettlebererkrankung zu beeinflussen in der Lage sind. Wenn die Bemühungen sichtbar sind, sollte hier unbedingt weiter unterstützt werden, in bestimmten Situationen kann eine zusätzliche Medikamentengabe fördernd wirken und sich eine gegenseitig positive Beeinflussung ergeben. Die Medikation beschleunigt dann vielleicht den Abnehmprozess, gerade wenn der oder die Betroffene von einem sehr hohen Gewichtsniveau kommt, und befördert damit gleichzeitig auch den Glauben an die Wirksamkeit der natürlichen Methoden. Es darf eben nur nicht der Eindruck entstehen, das Medikament sei einzig ursächlich für die Verbesserung der gesundheitlichen Situation, sondern es muss immer klar sein, worauf der Fokus liegen muss.

VORSICHT SCHARLATANERIE: Verschiedene Mittel zum Abnehmen sind frei im Internet verfügbar. Der Versuchung, hier scheinbar mit einem Klick Gewichtsabnahme zu bestellen, sollten Sie unbedingt widerstehen. Abnehmpillen und Co unterliegen nicht den gleichen strengen gesetzlichen Kontrollen wie Arzneimittel. Gerne werben diese Produkte mit dem Label „natürlich", dabei sind sie häufig sogar gesundheitsschädlich und teuer – Ausgaben, die man sich sparen kann.

Darüber hinaus muss es, wie bei jeder Medikamenteneinnahme, ein Bewusstsein für die möglichen Nebenwirkungen geben. Gerade neuere Wirkstoffe wie Semaglutid können naturgemäß noch nicht durch sehr langfristig angelegte Studien überprüft worden sein und bieten daher unter Umständen in den nächsten Jahren noch so manche unangenehme Überraschung. Derzeit wird beispielsweise in nicht unerheblichem Maße von Entzündungen im Genitalbereich berichtet, die sich als Nebenwirkung Semaglutid zuordnen lassen.

Lipasehemmer: Fett aufnehmen und direkt wieder abführen

Klingt einfach und sinnvoll, oder? Ist es aber nicht. Eine weitere medikamentöse Möglichkeit, an der Fettverarbeitung im Körper zu „drehen", sind sogenannte Lipasehemmer. Diese verhindern die Aufnahme eines guten Teils der Nahrungsfette, die unter anderem für eine Verfettung der Leber sorgen und werden deshalb bisweilen bei starkem Übergewicht eingesetzt, meist ergänzend zu anderen Maßnahmen. Doch wer denkt, hiermit sei ein Wundermittel gefunden, dass die Tüte Kartoffelchips am Abend einfach an allem vorbei

ABNEHMHILFEN – VOR- UND NACHTEILE

Prüfen Sie genau, ob Abnehmhilfen für Sie wirklich sinnvoll sind. Und besprechen Sie Ihr Interesse unbedingt mit Ihrem Arzt.

	VORTEILE	NACHTEILE
LIPASEHEMMER (ORLISAT)	– 30 % verminderte Aufnahme von Nahrungsfetten	– gewichtsreduzierender Effekt eher gering – Vielzahl an Nebenwirkungen wie Bauchschmerzen, Blähungen, Durchfall und Fettstühle – Vitaminmangel
MEDIKAMENTE (SEMAGLUTID, LIRAGLUTID)	– Gewichtsreduktion von 10–15 %	– Vielzahl an Nebenwirkungen wie Übelkeit, Erbrechen, Durchfall, Verstopfung – Dyspepsie (Reflux-Symptome) – Entzündungen im Genitalbereich
CHIRURGISCHE EINGRIFFE:		
Sleeve-OP (Schlauchmagen)	– minimalinvasive laparoskopische Technik (kleine Schnitte) – Operationsrisiken gering – schnelle Gewichtsreduktion	– Malabsorption (eingeschränkte Aufnahme von Nährstoffen) – irreversible Maßnahme (nicht rückgängig zu machen)
Bariatrische Endoskopie (Bridging-Verfahren, Ballonsysteme, Raffung des Magens durch endoskopisches Verfahren)	– reversible Technik (Eingriff kann rückgängig gemacht werden)	– nicht gleichermaßen effektiv (ist aber der Sleeve-OP, wenn möglich, vorzuziehen)

direkt wieder aus dem Körper hinausleitet, unterliegt leider einer Fehlannahme. Die Wirkweise der Medikamente, dessen bekanntester Wirkstoff Orlistat ist, liegt in einer Hemmung von Lipase-Enzymen im Dünndarm. Durch die Verhinderung einer Aufspaltung der Enzyme, die normalerweise zur Aufnahme von Fett im Dünndarm führt, wird das Fett nicht in den Blutkreislauf aufgenommen, sondern unverdaut mit dem Stuhl ausgeschieden.

Dies geschieht jedoch nicht nebenwirkungsfrei. Der erhebliche Eingriff in den Stoffwechsel führt in vielen Fällen zu Durchfall, Blähungen, Bauchschmerzen und zu unangenehmen Erscheinungen wie Fett im Stuhlgang. Darüber hinaus kommt es häufig zu einem Mangel an den Vitaminen A, E, D und K, da diese fettlöslich sind und mit der erhöhten Ausscheidung von Fett nicht mehr in ausreichender Menge vom Körper aufgenommen werden.

Letztendlich kann eine Einnahme von Lipasehemmern wie Orlistat überhaupt nur in Verbindung mit einer fettreduzierten Ernährung funktionieren, da so die genannten Nebenwirkungen zumindest reduziert werden können. Besser ist es indes, die Konzentration auf Ernährung und Bewegung zum Fettabbau zu legen und auf Lipasehemmer zu verzichten.

Könnte eine Magen-OP helfen?

Stellen Medikamente immer einen wesentlichen Eingriff in die Unversehrtheit des menschlichen Organismus dar, so geht es auch hier immer noch heftiger. Wer sich intensiv mit den Möglichkeiten der Behandlung einer Fettleber beschäftigt, stößt irgendwann auf die Möglichkeit von Magen-Operationen. Hierbei sind aktuell zwei Varianten die am häufigsten angewandten Optionen: die Sleeve-OP sowie die bariatrische Endoskopie.

Bei der Sleeve-OP, auch Schlauchmagen genannt, entfernt der Operateur oder die Operateurin einen großen Teil des Magens, übrig bleibt ein kleiner schlauchartiger Rest mit einem Fassungsvermögen von rund 100 Millilitern. Durch die Volumenverringerung empfinden Betroffene schneller ein Sättigungsgefühl, die bisher gewohnten Essattacken bleiben aus. Darüber hinaus gibt es Hinweise auf hormonelle Veränderungen, wie etwa die Ausschüttung des als „Hungerhormon" bekannten Ghrelins, das das Hungergefühl reduziert. Die Magenfunktion bleibt bei dieser Methode intakt, sodass nach einer Anpassungsphase meistens wieder ohne grundsätzliche Einschränkungen gegessen werden kann, nur eben in deutlich geringeren Mengen als zuvor.

Bei einer stark ausgeprägten Adipositas mit einem BMI über 40 wird Fettleber-Patienten und -Patientinnen vor der Sleeve-OP häufig eine eiweißreiche Flüssigphase empfohlen, die bis zu 14 Tage vor der Operation durchgeführt werden sollte. Sinn dieser Flüssigphase ist eine leichte Gewichtsabnahme und Reduktion der Fettleber.

Sleeve-OPs werden bei Menschen zwischen 18 und 65 Jahren durchgeführt, wenn vorher bereits nachgewiesenermaßen erfolglose Abnehmversuche auf anderem Wege durchgeführt wurden. Sie sind nicht geeignet für Menschen, deren Übergewicht daraus resultiert, dass sie überwiegend Süßigkeiten und süße Getränke zu sich nehmen. Solche weichen kalorienreichen Nahrungsmittel würden durch den Schlauchmagen hindurchlaufen, ohne ein echtes Sättigungsgefühl auszulösen.

Eine Nebenwirkung der Sleeve-OP ist die Notwendigkeit, lebenslang künstlich Vitamin B_{12} zuzuführen, da es durch die Verkleinerung nicht mehr in ausreichender Menge über den Darm aufgenommen werden kann. Die größte „Nebenwirkung“ indes ist die Irreversibilität dieser Operation. Auch wenn irgendwann ein ganz normales Ernährungsverhalten und ein gesunder Lebensstil eingekehrt sein sollten, kann der Vorgang nicht wieder rückgängig gemacht werden.

Bei der bariatrischen Endoskopie ist vor allem die Methode der Einführung eines Magen-Ballons zu nennen. Dafür muss zunächst eine Spiegelung der Speiseröhre und des Magens durchgeführt werden, um mögliche Komplikationen auszuschließen. Wenn nichts gegen die Operation spricht, wird der zusammengefaltete Ballon mittels eines Schlauches in den Magen geschoben. Nachdem die Position mit dem Endoskop geprüft worden ist, wird eine blau gefärbte Kochsalzlösung in den Ballon geleitet, um ihn mit etwa 400 bis 700 Millilitern zu füllen. Der Eingriff wird in der Regel ambulant unter lokaler Anästhesie durchgeführt. Der Ballon führt zu einer gefühlten Verkleinerung des Magens und damit zu einer Verringerung des Hungergefühls. Die Methode ist schonender als die Sleeve-OP und verändert nicht die Form des Magens an sich. Sie wird vorrangig bei Menschen mit einem BMI zwischen 28 und 40 eingesetzt, also nicht bei schwerer Adipositas. Es gibt gewisse Konstellationen, bei denen der Ballon nicht infrage kommt. Dazu zählen etwa Magengeschwüre oder auch bestimmte frühere Operationen. Solche Fragen sind im Einzelfall immer mit dem Arzt oder der Ärztin zu klären.

Zu den Nebenwirkungen, die auftreten können, zählen Völlegefühl, Übelkeit und Erbrechen. Während der Patient normalerweise nach der OP nach Hause geht, kann es in solchen Fällen erforderlich sein, für kurze Zeit im Krankenhaus unter Beobachtung zu bleiben. Der Magenballon muss nach spätestens sechs Monaten wieder entfernt werden, was auch bedeutet, dass diese Methode nur in Verbindung mit einer generellen Umstellung der Ernährung und des Lebensstils sinnvoll ist.

Operationen sind nur eine allerletzte Option!

Beiden Eingriffen ist gemeinsam, was die Magen-OP zur wirklich allerletzten Option im Hinblick auf eine Gewichtsreduktion macht: Es handelt sich um massive Eingriffe in die Unversehrtheit des Körpers. Wie jeder chirurgische Eingriff verändert auch eine Magen-Operation die Anatomie des Körpers und stellt damit ein erhebliches Risiko für den Patienten dar.

Bezogen auf die beiden genannten Hauptoptionen ist indes der bariatrischen Endoskopie der Vorzug zu geben, da hierbei der Magen lediglich durch ein Zusammenziehen der beiden Enden verkleinert wird. Bei einer Sleeve-OP wird dagegen ein Teil des Magens entfernt, es handelt sich also um einen noch weit größeren und schwerwiegenderen Eingriff in die Anatomie.

Natürlich zeitigt diese Operation ihre beabsichtigte Wirkung im Hinblick auf eine Gewichtsabnahme, sonst würden sie nicht durchgeführt. Doch muss man sich die kritische Frage stellen, wann ein derart grober Eingriff in den menschlichen Körper überhaupt sinnvoll sein kann, wenn diverse andere milde Varianten zur Bekämpfung des Problems Adipositas zur Verfügung stehen. Letztendlich stellen solche Magen-OPs nur eine Option dar, wenn es sich um wirklich starkes Übergewicht handelt, wir sprechen hier dann von einem Body-Mass-Index von 40 und höher. In diesen Regionen besteht hinsichtlich von Bewegung und Sport häufig ein grundsätzliches Problem und eine Ernährungsumstellung, die nichtsdestotrotz natürlich unbedingt angesagt ist, bringt zu wenig Anfangseffekte. Hier, und wirklich nur hier, kann eine Magen-OP nach sorgfältiger Risikoabwägung eine Anschuboption sein, die anschließend den Weg für die weitere Abnahme mit Ernährung und Bewegung bereitet. Bedenken Sie auch, dass eine solche Operation lange Heilungsprozesse nach sich zieht, die nicht zuletzt auch mit erheblichen Einschränkungen in der Nahrungsaufnahme einhergehen. Niemals sollte ein schwerer Eingriff wie eine Magen-OP leichtfertig als frühe und übliche Option für eine Gewichtsreduzierung angesehen werden. Eine solche Operation beeinflusst nicht zuletzt den Hormonhaushalt des menschlichen Körpers und ist somit in ihren Auswirkungen nicht auf den Magen beschränkt. Sie greift empfindlich in das Gesamtgefüge des Organismus ein und darf daher nur das letzte Mittel der Wahl sein.

Lassen Sie Trends an sich vorüberziehen

Kaum eine Sommersaison ohne eine neue Wunderdiät. Aber in den allermeisten Fällen platzt die Seifenblase.

Schaut man sich genauer an, wo denn all diese Ideen eigentlich ihren Ursprung haben, so fällt schnell die riesige und unüberschaubare Palette an einzelnen Abnehmvorschlägen und ganzen ausgetüftelten Diät-Plänen ins Auge. Eine schnelle Internetrecherche oder ein Blick in entsprechende Regale von Buchhandlungen und Bibliotheken zeigt eine enorme Fülle von Informationen, Plänen, Ansätzen und vor allem Versprechungen. Gar nicht so einfach, da irgendeinen Überblick zu bekommen. Grundsätzlich gilt für Diäten und andere Abnehmprogramme nichts anderes als in anderen Lebensbereichen auch: „Don't trust the hype!" Alles, was eine Spur zu dick aufgetragen daherkommt, wofür auf allen möglichen Plattformen in den höchsten Tönen geworben wird und was auch in der Presse mehr oder weniger kritiklos gefeiert wird, verdient, besonders aufmerksam geprüft zu werden. Hier lohnt sich der Blick ins Kleingedruckte gewissermaßen doppelt: Welche Stoffe sind in eventuell zu nutzenden Präparaten enthalten? Ist trotz Diät eine ausgewogene Versorgung mit Nährstoffen gewährleistet? Sind eventuell zu erwerbende Produkte maßlos überteuert? Können Sie das, was verlangt wird, überhaupt auf Dauer umsetzen oder ist bereits zu erahnen, dass nach dem ersten Motivationsschub der Frust über zu viel Verzicht und strikte Regeln überwiegen wird? Das Geschäft mit dem Übergewicht ist einträglich: Ein riesiger Markt bedient die Hoffnungen und Wünsche von Menschen, die oft seit vielen Jahren vergeblich darum kämpfen, nachhaltig abzunehmen. Das funktioniert, weil die großen Versprechungen, die bei den meisten Diäten gemacht werden, am Anfang tatsächlich eingehalten werden können: schnell abnehmen.

Und ja, zu Beginn klappt es fast immer mit dem rapiden Gewichtsverlust. Da sind fünf Kilo in einer Woche nicht unrealistisch. Großartig, oder? Rechnen wir das hoch: Sie haben 125 Kilo bei etwa 1,80 Meter Größe. BMI über 35, da wird's langsam wirklich kritisch, und nicht nur Ihre Leber (aber vor allem die) sehnt sich nach dem Schmelzen der vielen überschüssigen Pfunde. Also: fünf Kilo in einer Woche. Wenn Sie Ihr Idealgewicht, das Sie vielleicht vor vielen Jahren schon mal hatten, von etwa 80 Kilo und einen vernünftigen BMI erreichen wollen, brauchen Sie neun Wochen. Genial! Oder? Doch so funktioniert das mit dem Abnehmen leider nicht. Fünf Kilo in der ersten Woche sind tatsächlich drin, weil der Körper in dieser Zeit vor allem Wasser verliert. Ihr Ziel ist es aber nicht, 45 Kilo Wasser abzubauen, sondern Sie wollen an die überschüssigen Fettreserven. Und die sind deutlich zäher als das Wasser.

Nein zu Radikaldiäten

Natürlich klingt es erstmal reizvoll, wenn eine Diät verspricht, sehr schnell sehr gut sichtbare Ergebnisse zu erbringen. Zehn oder mehr Kilo in relativ kurzer Zeit, wer möchte das nicht? Und tatsächlich sind solche Ergebnisse möglich. Doch zu welchem Preis? Eine derart radikale Gewichtsabnahme ist nur zu erzielen, wenn dem Körper konsequent Nahrung vorenthalten wird, damit er beständig mehr Energie abbauen kann, als ihm zugeführt wird. Meistens laufen diese Diäten unter der Bezeichnung „Crash-Diät". Letztlich „gecrasht" werden hier nicht ihr mittel- und langfristiges Körpergewicht, sondern Ihre Selbstachtung und Ihre Gesundheit. Crash-Diäten setzen häufig auf die konsequente Ernährung mit nur einem einzigen Lebensmittel, sogenannte Monodiäten. Die kurzfristigen Vorteile liegen auf der Hand: Kein Ernährungsplan notwendig, kein Kalorienzählen, schnelle Gewichtsabnahme. Gerüchten zufolge funktioniert das sogar mit Schokolade, die beliebteste Variante ist aber vermutlich die Kohlsuppendiät, bei der für eine gewisse Zeit ausschließlich verschiedene Kohlsorten in Form einer Suppe konsumiert werden.

Also: Wenn Sie kurz vor einer wichtigen Einladung noch schnell fünf bis zehn Kilo verlieren wollen, mag das eine Option sein, für eine nachhaltige und gesunde Gewichtsreduktion ist es das nicht. Die Ernährung ist einseitig, der Körper bekommt bestimmte wichtige Nährstoffe zu wenig oder gar nicht und es wird auch hier nur Wasser abgebaut statt Körperfett. Die negativen Effekte auf den Insulinspiegel und mögliche Probleme mit dem Herz-Kreislauf-System sind harte gesundheitliche Argumente, die letztlich auch dagegensprechen, solch eine Aktion, und sei es auch nur für kurze Zeit, durchzuziehen. Bei Crash-Diäten besteht außerdem die Gefahr, dass der Proteinmangel, den eine einseitige Ernährung mit nicht eiweißhaltigen Lebensmitteln dazu führt, dass kein Fett, sondern Muskelmasse abgebaut wird. Das führt dann mittelfristig sogar zu einem Stopp der Gewichtsabnahme, da die schwindende Muskelmasse dafür sorgt, dass weniger Kalorien abgebaut werden.

Letztlich schaltet der Körper bei Radikaldiäten sogar in den sogenannten Hungerstoffwechsel. Die stark verminderte Kalorienzufuhr signalisiert dem Körper gewissermaßen eine Hungersnot. Er versucht fortan, möglichst wenige Kalorien zu verbrauchen und die vorhandenen so lange zu nutzen, wie irgend möglich.

UNFAIRES ABWÄLZEN: Die Leber muss bei solchen extremen Abnehmversuchen eine Alternative zur Energieaufnahme finden, da sie über die Nahrung zu wenig bekommt. Diese findet sie, indem sie Energie aus dem Fettgewebe zieht, was allerdings dazu führen kann, dass zu viele Fettsäuren aus dem Fettgewebe ausgeschüttet werden und in der Folge die Leber selbst schädigen.

Fakt ist also: Nicht nur Ihre Leber, sondern Ihr ganzer Körper wird es Ihnen danken, wenn Sie sich mit derartige Rosskuren, die Körper und Geist extrem anstrengen, am Ende aber niemals Erfolg bringen, gar nicht erst ernsthaft beschäftigen. Im Bereich der Ernährung gibt es einfach zu viele Aspekte zu beachten, als dass einseitige schnelle Lösungen erfolgversprechend sein könnten. Diese Erkenntnis sollten Sie sich und sollte Ihnen Ihr Körper wert sein.

Das Triumvirat der Veränderung

Im vorhergehenden Abschnitt ist es schon angedeutet, doch soll an dieser Stelle noch einmal explizit darauf verwiesen werden, welche Prioritäten beim Kampf gegen Übergewicht, aber auch ganz allgemein beim Kampf gegen viele Krankheiten der modernen Wohlstandsgesellschaften gelten sollten. Es handelt sich dabei um ein Triumvirat: Ernährung – Bewegung – Bewusstsein. Diese drei können Sie von sich aus jederzeit beeinflussen, ohne dass dafür langwierige Arztbesuche, teure Therapien und Medikamente oder sonstige schwer erreichbare Hilfe von außen notwendig sind. Letzteres bedeutet natürlich nicht, dass man sich keine Unterstützung in der Familie oder im Freundeskreis sichern darf. Diese ist immer willkommen und steigert die Erfolgsaussichten bei einer Umstellung der bisherigen Gewohnheiten enorm.

Worum es dabei geht, ist die Fokussierung auf Ihre Selbstheilungskräfte und Selbstwirksamkeit. Es geht um die Tatsache, dass Sie es sich selbst wert sein sollten, Ihren Körper zu pflegen und auf Ihre Gesundheit zu achten. Viele Dinge in der modernen Gesellschaft bringen vordergründig Spaß und Erleichterung, machen jedoch langfristig krank. In der Ernährung trifft das auf den Trend zum Fast Food zu, auf Fertigprodukte, auf den schnellen süßen Snack zwischendurch und vieles mehr. All diese Dinge sind schnell verfügbar und bedienen damit den Glauben, unsere kostbare Zeit müsse immer noch optimaler genutzt werden und mit noch mehr Dingen vollgestopft werden, weil ansonsten jemand glauben könnte, wir lägen nur auf der faulen Haut. Mehr arbeiten, mehr Freizeitvergnügen, mehr Aktivitäten ganz generell bedeuten eben immer auch: weniger Schlaf, weniger Zeit zum Essen und Trinken, höherer Stresslevel und weniger Zeit für gesunde Bewegung. Dieses Weniger an Zeit führt im Grunde automatisch zu einem Mehr an Gewicht. Es führt unter Umständen auch zu einem Mehr an toxischen Stoffen, angeführt von Alkohol, die die Leber auf verschiedene Weise noch zusätzlich belasten.

Letztendlich sollte damit das Bewusstsein in der Hierarchie des Triumvirats an erster Stelle. Erst eine echte Bewusstseinsveränderung führt auch dazu, dass nachhaltige Veränderungen auf den Baustellen Ernährung und Bewegung vorgenommen werden. Solange Sie das Gefühl haben, jemand zwingt Sie gegen Ihren Willen, sich mit gesunder, kalorienarmer Ernährung auseinanderzusetzen oder sich zum Sport zu begeben, wird immer die Gefahr bestehen, dass Sie beim geringsten Gegenwind aufgeben und zu den altgewohnten Verhaltensweisen zurückkehren. Und damit nicht zuletzt auch zu einer Verfettung Ihrer Leber. Deshalb ist die intrinsische Motivation so wichtig – der Antrieb zu den Veränderungen sollte aus Ihnen selbst herauskommen.

Wenn hier so viel von Bewusstsein und damit einhergehenden Verhaltensänderungen die Rede ist, heißt das, zur Behandlung einer Fettleber sollte man gegebenenfalls sogar auf eine Psychotherapie, etwa eine kognitive Verhaltenstherapie setzen? Ja, das kann eine wichtige Option sein. Leider sind Psychotherapieplätze rar, doch es gilt: Viele Leiden, die im Rahmen einer psychotherapeutischen Behandlung kuriert werden, haben sehr konkrete körperliche Auswirkungen. Depressionen und andere psychische Probleme führen nicht selten zum Missbrauch toxischer Substanzen von Alkohol bis zu Medikamenten und sie verleiten häufig auch dazu, diese Probleme durch falsches Essen zu bekämpfen. Da geht es dann um den kurzfristigen Lustgewinn, der vor allem durch viel Zucker erreicht wird und damit eben vor allem auch die Leber schädigt. Insofern besteht beispielsweise durchaus ein mittelbarer Zusammenhang zwischen Depressionen und einer Fettleber, sodass aus dieser Perspektive eine psychologische Behandlung auch beim Problem Fettleber zu Verbesserungen und Heilungserfolgen führen kann.

Eine Psychotherapie zielt zu einem guten Teil immer auch auf eine Wandlung im Lebensstil ab, um dem Patienten Nachhaltigkeit in der Lebensführung zu vermitteln. Insofern ist die reine Gewichtsabnahme nur der Auftakt zu einem besseren Leben, das nicht nur eine gesunde Leber beinhaltet, sondern sich auch insgesamt besser anfühlen wird.

DER MARATHON: ERNÄHRUNGS-STIL ÄNDERN

Eine nachhaltige lebergesunde Lebensweise ist nicht mit einzelnen Ernährungsumstellungen zu erreichen. Tatsächlich geht es um eine Neuausrichtung der inneren Einstellung in Sachen Ernährung.

Vom Abnehmen zu einem Wandel für immer

Bei einer Gewichtsabnahme sieht man schnell Erfolge. Aber den Lebensstil zu verändern, ist die wahre Langstrecke.

In der Popmusik gibt es das Phänomen des „One-Hit-Wonders". Bands oder Interpreten, die mit einem Song die Charts stürmen, einen Hit landen, wochenlang auf Platz 1 stehen und scheinbar den Durchbruch im Musikbusiness geschafft haben. Jahre nach diesem Erfolg fragt man sich manchmal, wo diese Künstler geblieben sind. Machen sie noch Musik? Haben sie weitere Songs oder gar Platten veröffentlicht? Und dann stellt man fest: Da kam bei den meisten nichts mehr, der fieberhaft erstrebte Erfolg war kurzlebig und konnte nicht in eine echte Karriere und stabile Verkäufe über Jahre oder Jahrzehnte umgemünzt werden.

Mit dem Abnehmen verhält es sich ähnlich. Die Zahl der One-Hit-Wonder ist enorm. Menschen, die mit festen Vorsätzen eine Diät anfangen, plötzlich und intensiv Sport treiben und auf ihr liebgewonnenes Glas Bier oder Wein und die Pommes rot-weiß in der Mittagspause verzichten. Alles, damit die Pfunde purzeln, und das tun sie dann auch. Der Erfolg ist oft schnell sichtbar, bei dem einen sind zwei oder drei Kilo ganz fix verloren, bei der anderen sogar zwischen fünf und zehn, je nach Ausgangslage.

Und dann: Stagnation. Das Verlangen nach dem Glas und der Pommes. Einmal darf man doch, einmal ist keinmal und hat nicht jede Diät ihren „Cheat Day", also ihren „Schummeltag", mit im Programm, diesen einen Tag in der Woche, an dem man mal wieder so richtig herzhaft zulangen darf? Aus dem Cheat Day werden dann oft zwei oder drei Tage, nur ein Kilo im ganzen letzten Monat, wie kann das sein? Langstrecke, so merkt der oder die Abnehmwillige, ist anstrengend. Man muss immer dranbleiben, nicht nachlassen. Nicht selten bleiben Abnehmerfolge One-Hit-Wonder und der Jo-Jo-Effekt schlägt mit aller Humorlosigkeit und Unnachgiebigkeit zu. Am Ende zeigt die Waage oft sogar mehr an als vor dem Start der Diät, der große Frust ist programmiert. Meist wird dann ein erneuter Anlauf gestartet, der wieder auf die gleiche Weise scheitert. Nicht wenige Menschen haben unzählige solcher Versuche hinter sich, doch nie einen nachhaltigen und dauerhaften Erfolg verbuchen können.

Der Plan macht's

Wenn man versucht, sich dem Phänomen des One-Hit-Wonders zu nähern, wird man am Ende immer wieder vor allem auf eine zentrale Erkenntnis stoßen: Es gab von Anfang an keinen echten Plan, was denn passieren soll und muss, wenn plötzlich der große Erfolg da ist. Wie baut man auf diesem Erfolg auf? Was ist zu beachten, welche Störfaktoren gibt es auf dem weiteren Weg? Wie überführt man einen kurzfristigen Erfolg in eine langfristige Strategie?

Diese Fragen lassen sich leicht auf das Problem der Gewichtsreduzierung im Speziellen und der Gesundheitspflege im Allgemeinen übertragen. Abnehmen ist keine Frage von kurzfristigen Diätstrategien. Überhaupt beginnt das Problem schon beim generellen Fokus: Sprechen wir hier wirklich (nur) über das Abnehmen? Oder ist das eigentliche Thema nicht ein ganz anderes?

Sie wollen ja nicht einfach nur abnehmen, sondern Sie wollen Ihr Wunschgewicht dauerhaft halten. Denn eine kurzfristige Abnahme mit anschließendem Jo-Jo-Effekt ist sowohl für Ihre Leber als auch für Ihre Motivation, gesünder zu leben, überhaupt nicht hilfreich. Was Ihre Leber braucht, was auch andere Organe dringend brauchen, ist ein Lebensstil, der Rücksicht auf die langfristigen Bedürfnisse dieses komplexen Zusammenspiels in Ihrem Körper nimmt. Sie können von Ihrem Körper nicht erwarten, dass er irgendwie kompensiert, was Sie an kurzfristigen Bedürfnissen bedienen, indem Sie ungesund essen und leben.

LEBENSSTIL LANGFRISTIG PLANEN: Wenn Sie sich jetzt Gedanken über Ihre Ernährung und Ihren Lebensstil machen, bezieht sich das nicht nur auf einen kurzen Zeithorizont. Sie machen damit jetzt auch den Weg frei für bessere Gesundheit im Alter. Sie tun nicht nur etwas für Ihr jetziges Ich, sondern auch für das zukünftige. Sie bleiben länger fit und werden älter.

ÜBERPRÜFEN SIE IHREN ALLTAG

Wissen Sie wirklich, wann Sie was und wie viel essen? Schreiben Sie sich das eine Woche lang auf. Sie werden überrascht sein!

	Uhrzeit	GETRÄNKE	Uhrzeit	ESSEN
FRÜHSTÜCK				
ZWISCHENDURCH				
MITTAGESSEN				
ZWISCHENDURCH				
ABENDESSEN				
ZWISCHENDURCH				

Das Zauberwort ist also Lebensstil. Das meint mehr als nur Ihre Ernährung, da spielen die Fragen nach Sport, nach Schlaf, nach Psychohygiene entscheidend mithinein. Konzentrieren wir uns in diesem Kapitel darauf, was diese Lebensstil-Erkenntnis für Ihre Ernährung bedeutet. Wie bereits in den vorhergehenden Kapiteln beschrieben, brauchen Sie ohne eine klare Struktur in der Ernährungsfrage gar nicht erst anzufangen, über eine Reduzierung Ihres Körpergewichtes nachzudenken. Ernährung ist vielleicht der am meisten unterschätzte Baustein eines Lebensstils, der zu echter Zufriedenheit führt.

Lebensstil ist mehr als nur die Frage, was es zum Essen gibt

Es geht in diesem Kapitel um Ihre Ernährung – und um vieles mehr. Da spielt auch das Wörtchen „ganzheitlich" eine Rolle. Es ist in den letzten Jahren sehr strapaziert, vielleicht an der einen oder anderen Stelle auch überstrapaziert worden. Und doch trifft es auf kaum einen Bereich so sehr zu, wie auf die Frage, was denn hinter dem scheinbar klar definierten Anliegen der Lebergesundheit noch alles steckt. Wenn wir über die Gesundheit eines einzelnen Organs sprechen, tendieren wir schnell dazu, über rein medizinische Lösungen nachzudenken, über Medikamente, Operationen und andere Therapien (mehr dazu erfahren Sie ab Seite 79). Der Gedanke, dass wir letztendlich über die genannten Dinge in vielen Fällen gar nicht oder zumindest nicht in ausgedehntem Maß reden müssten, wenn wir die Frage des Lebensstils ausführlicher thematisieren würden, taucht häufig gar nicht auf.

NEUE DENKANSÄTZE AUFSPÜREN: Von einer ganzheitlichen Betrachtungsweise spricht man in der Medizin, wenn man den Fokus von einzelnen Symptomen und Krankheiten erweitert auf Lebensumstände und andere Einflüsse, die diese Krankheiten beeinflussen können. Auf diese Weise eröffnen sich neue Therapieoptionen und Denkansätze, um die Themen Krankheit und Gesundheit auf einer anderen, grundsätzlichen Ebene anzugehen.

Das mag nicht zuletzt daran liegen, dass wir in einer Zeit leben, die mit dem Adjektiv „schnelllebig" treffend umschrieben ist. Diese Entwicklung hat verschiedene Konsequenzen, die auch Auswirkungen auf unseren Umgang mit Gesundheitsfragen haben. Da ist beispielsweise die Häppchenkultur: Aufgrund der ungeheuren Geschwindigkeit, mit der neue Informationen alle Kanäle fluten, gewöhnt man sich an, nur noch selektiv einzelne Infos aufzunehmen und das Gesamtbild aus den Augen zu verlieren. Damit entwertet sich häufig die einzelne Information, weil sie nicht mehr im Zusammenhang mit wichtigen ergänzenden Fakten gesehen wird.

Ein weiterer Effekt ist die Erwartungshaltung, alles immer schnell verfügbar zu haben und Wirkungen sofort spüren zu können. Gerade hier liegt ein entscheidender Zusammenhang mit unserem Blick auf Gesundheit, Krankheit und die Frage, wie wir damit umgehen. Gerade auch im Hinblick auf das Thema Abnehmen und Ernährung ist hier eine Weggabelung, an der allzu viele Menschen falsch abbiegen und schließlich in einer Sackgasse landen. Bei der Frage nach einer Reduzierung des Gewichts ist die Erwartungshaltung eines schnellen Erfolgs schlicht nicht hilfreich.

LIEBER IGEL STATT HASE: Um nachhaltige Erfolge zu erreichen und nicht zuletzt auch Ihre Leber zu entlasten und zu revitalisieren, ist eine Denkweise erforderlich, die sich von der Schnelllebigkeit und den kurzfristigen Erwartungshaltungen loslöst. Es geht um Ihren Lebensstil, dessen Wert sich nicht im Sprint, sondern auf der Langstrecke erweist.

Den Lebensstil zu verändern, meint keine punktuellen Änderungen, die sich morgen genauso schnell wieder zurückdrehen lassen. Kein heute „hü" und morgen „hott". Lebensstil meint eine wohldurchdachte, langfristig angelegte Art und Weise, sich in der Welt zu bewegen. Das lässt sich auf viele Gebiete anwenden, für die Frage nach der Gesundheit im Allgemeinen und der Leber im Speziellen spielt die Ernährungskomponente in Ihrem Lebensstil die größte Rolle. Eine sinnvolle lebergesunde Ernährung ist Teil eines Lebensstils, der sich von kurzfristigen Erwartungshaltungen fernhält und die dauerhafte Gesundheit im Blick hat. Das bedeutet auch, Sie müssen sich darauf einlassen, anders wird es Ihrer Leber nicht besser gehen. Und seien Sie sich sicher, ich weiß, wie schwer so etwas sein kann, aber es ist möglich!

Was zur Veränderung dazu gehört

Es geht bei diesem Stil darum, Ihre Ernährung wirklich umzustellen und diese Umstellung beizubehalten. Gerne immer mal wieder mit der einen oder anderen Ergänzung, die aber dann immer zum Großen und Ganzen passen sollte. Da geht es zunächst auch um Disziplin, denn Änderungen sind für die meisten Menschen eher angstbesetzt, man scheut vor ihnen zurück, nicht zuletzt weil sie unglaublich anstrengend sind. Daher braucht es Überzeugung und Durchhaltewillen, wenn Körper und Geist in der ersten Zeit bisweilen unwillig auf die neue Zeitrechnung in Ihrer Ernährung reagieren.

Deshalb gehört zur Umstellung des Lebensstils nicht nur die Ernährung selbst. Sie steht natürlich schon im Zentrum: bestimmte Lebensmittel weglassen, andere verstärkt in den Speiseplan einbeziehen oder auch mal ganz andere Speisen probieren, die bisher nicht im Fokus waren.

Doch ist die Ernährung, sind Essen und Trinken immer auch in unseren Alltag insgesamt eingebunden. Ein lebergesunder Lebensstil bedeutet auch, dass Abläufe, die sich über Jahre hinweg eingeschliffen haben, geändert werden müssen: seien es Essenszeiten oder die Notwendigkeit zu mehr Bewegung. Insgesamt wird es für Sie auf einen entschleunigten Lebensstil hinauslaufen, der am Ende in allen Bereichen nur Vorteile für Sie bereithält. Wer gesünder isst, fühlt sich normalerweise besser und kann meist schwierige Dinge entspannter angehen. Und wenn die schwierigen Dinge bearbeitet sind, vielleicht ein langwieriges Problem gelöst wurde, besteht bei einer Gewöhnung an den neuen Lebensstil auch nicht gleich das Bedürfnis, sich mit schneller und ungesunder Ernährung zu belohnen. Überhaupt ist „Essen als Belohnung" ein problematisches Konzept, vielmehr sollte die entspanntere Lebensweise als Belohnung für die veränderten Ernährungsgewohnheiten aufgefasst werden.

Dieser Lebensstil bedeutet mithin, dass Sie lernen, stärker auf sich selbst zu achten, Ihre Bedürfnisse wahrzunehmen, sich Zeit zu lassen und Pausen zu gewähren. Natürlich sind Sie wie wir alle in eine Umwelt eingebunden, die das immer wieder schwierig erscheinen lässt, eben weil sie schnelle Reaktionen erwartet, Hektik bietet, wo Ruhe notwendig wäre und keine Rücksicht auf Ihre Bedürfnisse nimmt. Seien Sie daher nicht zu streng mit sich selbst. Auch bei der Umstellung auf einen anderen Lebensstil geht es nicht um Perfektion, denn damit würde man diese Umstellung lediglich aushebeln und der alten Lebensweise wiederum Raum geben.

Starten Sie mit einfachen Dingen

Solch einen neuen Lebensstil muss man sich nach und nach aneignen. Das bedeutet: Beginnen Sie mit Ernährungsumstellungen, die Ihnen sofort einfallen, lassen Sie Dinge weg, von denen Sie nur zu genau wissen, dass Sie sie nur aus Langeweile oder kurzfristigem Lustbedürfnis konsumieren. Das werden vor allem die schnell verfügbaren Snacks zwischendurch sein. Hier ist die Umstellung einfach, denn Sie müssen keine aufwendigen Änderungen in der Zubereitung vornehmen, sondern „einfach" nur verzichten. Das ist eine Willensanstrengung, aber ohne die wird es ohnehin keine Änderung der Lebensweise geben, und allein die Tatsache, dass Sie dieses Buch lesen, zeigt ja schon, dass der Wille zur Veränderung in Ihnen steckt.

Dann überlegen Sie sich, welche weitergehenden Änderungen im Speiseplan sich als erstes umsetzen lassen. Nehmen Sie sich Zeit und suchen Sie im Internet nach Rezepten oder gehen Sie in eine Buchhandlung und schauen in Ruhe, was das Kochbuchregal für Ihre neuen Bedürfnisse zu bieten hat. Nach und nach wird auf diese Weise die Umstellung zur neuen Gewohnheit und Sie werden sich irgendwann kaum noch erinnern können, Ihrer Leber jeden Tag neue große Belastungen zugemutet zu haben.

Und wenn es mal hakt auf dem Weg zum neuen Lebensstil: Nur die Ruhe, Rom ist auch nicht an einem Tag erbaut worden. Teil eines solchen entspannten Lebensstils ist immer auch so etwas wie eine Fehlerkultur. Wenn die Gewichtsabnahme mal stagniert – und das kann sie aus verschiedenen Gründen tun –, machen Sie weiter, zweifeln Sie nicht an der Sinnhaftigkeit Ihres neuen Stils.

Überhaupt bedeutet ein anderer Lebensstil auch, sich nicht ausschließlich vom Ziel der Gewichtsreduktion leiten zu lassen. Natürlich spielt das für die Leber im Sinne dieses Buches die zentrale Rolle, doch geht es bei der ganzen Sache um mehr, um eine echte Veränderung der Perspektive, aus der Sie auf Ihren Alltag schauen. Und mit einer solchen Perspektivveränderung werden sich schlussendlich noch viel mehr Dinge zum Positiven verändern als ihre Leberwerte. Doch die sind nicht der schlechteste Ausgangspunkt für die angesprochenen Veränderungen.

Apropos Veränderungen, ein Bereich ist vielleicht nicht ganz so leicht: Wie sieht es mit Ihrem Alkoholkonsum aus? Sie trinken nicht? Gut! Oder doch ab und zu? Oder häufiger? Dann sollten Sie das nächste Kapitel aufmerksam lesen.

Ein Muss: Stopp mit Alkohol

Auch wenn Alkohol nicht der einzige Feind der Leber ist, eine Pause ist dringend nötig. Aber auch andere Getränke sind gefährlich.

Ja, richtig, Sie lesen ein Buch über die „nicht-alkoholische Fettleber". Kommen Sie auf diese Weise um das sensible Thema Alkoholkonsum herum? Nein, natürlich nicht. Lassen Sie uns also über Ihre Trinkgewohnheiten nachdenken. Sie trinken gar keinen Alkohol? Dann lesen Sie dieses Kapitel trotzdem, denn es wird auch darum gehen, welche Getränke Ihre Leber am wenigsten belasten und damit nicht nur Alkohol ersetzen, sondern ganz generell dazu beitragen, Ihre Leber gesunden zu lassen und gesund zu erhalten.

Gift und Zucker sind ein gefährliches Duo

Dass Alkohol schädlich ist, ist eine Binsenweisheit. Jeder weiß darüber Bescheid, und trotzdem wird er weiterhin getrunken und das im sprichwörtlichen Übermaß. Die Akzeptanz von Alkohol als Genuss- und Entspannungsmittel ist in der Gesellschaft sehr hoch und all die unspezifischen Diskussionen über den Unterschied zwischen einem gesunden und einem ungesunden Maß an Alkohol werden auch in der Zukunft dazu beitragen, dass sich das gesamtgesellschaftlich nicht wesentlich ändern wird.

Aber blicken wir der Wahrheit ins Auge: So etwas wie einen „gesunden" Alkoholkonsum gibt es nicht. Das berühmte Gläschen Rotwein am Abend oder das Feierabendbier mögen psychologisch in vielen Fällen die gewünschte entspannende Wirkung entfalten, für Ihre körperliche Gesundheit und hier vor allem auch für Ihre Leber sind sie schlicht und ergreifend Gift.

Und das gilt im wörtlichen Sinne. Alkohol ist ein Zellgift, das direkten schädlichen Einfluss auf alle Zellen nimmt, die es erreicht. Da Alkohol über das Blut transportiert wird, sind stark durchblutete Organe schneller und stärker betroffen als weniger stark durchblutete. Das betrifft nicht zuletzt auch die Leber, das Herz und das Gehirn, ein Umstand, der einem schon ganz grundsätzlich zu denken geben sollte. Im Gehirn hemmt Alkohol bestimmte Botenstoffe, die normalerweise Informationen zwischen den Gehirnzellen hin- und herschicken. Es kommt in der Wahrnehmung der Trinkenden zu jener häufig als angenehm empfundenen Dämpfung von Gefühlen, gerade, wenn es sich um unangenehme Gefühle handelt.

Gleichzeitig wird auch die Ausschüttung von Hormonen angeregt, die mit dem Belohnungssystem in Zusammenhang stehen, man wird also freudig erregt, die Stimmung bessert sich und Sorgen scheinen für einen Moment vergessen. Gleichzeitig verringert sich das Reaktionsvermögen und die generelle Wahrnehmungsfähigkeit sinkt. Mit regelmäßigem Alkoholkonsum, gerade in größeren Mengen, steigt die Suchtgefahr erheblich, das Gehirn „merkt" sich die als positiv empfundenen Wirkungen wie Entspannung und Glücksgefühl. Die Entwicklung der Sucht läuft dabei schleichend, was die ganze Sache umso gefährlicher macht und auch den Mythos von den ungefährlichen Mengen Alkohol nachhaltig entzaubert.

Doch es ist nicht nur die direkte toxische Wirkung als Zellgift, die Alkohol gerade auch für Ihre Leber so schädlich macht. Der zweite gewichtige Grund ist der in vielen, wenngleich nicht allen alkoholischen Getränken enthaltene zusätzliche Zucker. Bier beispielsweise enthält keinen zusätzlichen Zucker, hier ist im Gärungsprozess der Malzzucker bereits vollständig in Alkohol umgewandelt worden, auch verschiedene Spirituosen wie etwa Wodka sind zuckerfrei. Vor allem süße Liköre und liebliche Weine jedoch enthalten nicht unerhebliche Mengen an Extrazucker, zusätzlich zum Alkoholgehalt. Zucker, das haben Sie bereits gelesen, ist für die Leber noch schädlicher als der Alkohol an sich. Jetzt machen Sie sich klar, dass beide gar nicht strikt voneinander zu trennen sind, sondern mit jedem Alkoholkonsum immer auch eine bestimmte Menge Zucker in Ihre Leber gelangt. Unschwer zu erkennen, welch explosive Mischung wir uns da zuführen, gerade wenn auf ausschweifenden Feierlichkeiten verschiedene alkoholische Getränke unkontrolliert und reichlich fließen.

TEST: TRINKEN SIE ZU VIEL?

Bitte kreuzen Sie bei jeder Frage die Antwort an, die am ehesten zutrifft, auch wenn es Ihnen schwerfällt, sich für eine zu entscheiden.

1 **Wie oft trinken Sie ein alkoholisches Getränk?**
(Bier, Wein, Spirituosen, Likör, Mixgetränke ...)

mehr als einmal pro Woche	☐	(1 Pkt.)
höchstens einmal pro Woche	☐	(0 Pkt.)

2 **Wenn Sie Alkohol trinken, wie viele alkoholische Getränke trinken Sie typischerweise an einem Tag?** (1 alkoholisches Getränk = 0,2 l Bier oder 0,1 l Wein/Sekt oder zwei einfache Gläser Spirituosen à 2 cl)

mehr als zwei Getränke	☐	(1 Pkt.)
ein bis zwei Getränke	☐	(0 Pkt.)

3 **Wie oft trinken Sie sechs oder mehr alkoholische Getränke bei einer Gelegenheit?**
(z. B. bei Kneipenbesuch, Feier, Zusammensein mit Freunden oder beim Fernsehabend)

einmal im Monat oder öfter	☐	(1 Pkt.)
seltener als einmal im Monat	☐	(0 Pkt.)

4 **Haben Sie schon einmal das Gefühl gehabt, dass Sie Ihren Alkoholkonsum verringern sollten?**

ja	☐	(1 Pkt.)
nein	☐	(0 Pkt.)

5 **Haben Sie schon einmal wegen Ihres Alkoholtrinkens ein schlechtes Gewissen gehabt oder sich schuldig gefühlt?**

ja	☐	(1 Pkt.)
nein	☐	(0 Pkt.)

6 **Haben sich Ihr (Ehe-)Partner oder andere nahe Verwandte oder Freunde schon einmal wegen Ihres Alkoholtrinkens Sorgen gemacht oder sich deswegen beklagt?**

ja	☐	(1 Pkt.)
nein	☐	(0 Pkt.)

Wenn Sie auf zwei oder mehr Punkte kommen, dann könnte bei Ihnen ein riskanter Alkoholkonsum vorliegen. Prüfen Sie Ihre Trinkgewohnheiten.

(Quelle: Bischof, G. et al. in: Journal of Studies on Alcohol and Drugs, 68 (2007), 607–614)

Alkoholkonsum reduzieren

Um herauszufinden, wie problematisch Ihr Alkoholkonsum bereits ist, finden Sie hier nebenstehend einen entsprechenden Test. Machen Sie diesen ruhig einmal, denn das Ergebnis wird in den meisten Fällen bereits ernüchternde Wirkung haben. Über die Menge „unschädlichen“ Alkohols wird immer wieder heiß diskutiert und lange Zeit galten Werte von etwa 12 Gramm Alkohol pro Tag für Frauen und 24 Gramm für Männer als zumindest unbedenklich. Das entspricht etwa einem kleinen Glas Wein für die Frauen (0,125 Liter) sowie zwei kleinen Bier bei Männern (0,6 Liter). Gerechnet wird dabei immer mit zwei alkoholfreien Tagen in der Woche, sodass man auf eine wöchentliche Höchstmenge von 60 Gramm bei Frauen und 120 Gramm bei Männern kommt.

ALKOHOL VOLKSDROGE NUMMER EINS: Der „Alkoholatlas 2022“ weist für Deutschland einen Konsum von 10,6 Litern Reinalkohol pro Jahr in der Bevölkerung ab 15 Jahren aus. Innerhalb der EU ist das leicht überdurchschnittlich. Gerade das besonders schädliche Rauschtrinken ist unter Jugendlichen und jungen Erwachsenen sehr verbreitet. Mehr als ein Viertel dieser beiden Gruppen gab an, sich innerhalb der letzten 30 Tage vor der Befragung mindestens einmal einen Vollrausch angetrunken zu haben.

Zuletzt indes mehren sich die Stimmen, die sich dagegen wenden, überhaupt von „unbedenklichen“ oder gar „unschädlichen“ Mengen zu sprechen, da die Toxizität von Alkohol in jeder noch so geringen Menge vorliegt und ihre Wirkung auf den Körper ausübt.

Um es klar zu sagen: Aus Sicht der Leber ist durchgängig 0,0 Promille immer die beste Lösung. Sollten Sie trotzdem nicht auf Alkohol bei bestimmten Gelegenheiten verzichten wollen, ist Maß halten oberstes Gebot. Sehr geringe Mengen sind zwar Gift, aber Ihre Leber wird bei einer insgesamt lebergesunden Ernährung kurzfristig damit umgehen können. Sollten Sie allerdings ohnehin schon länger mit dem Gedanken daran spielen, Alkohol komplett zu verbannen, wäre jetzt ein sehr guter Zeitpunkt.

Wenn Sie deutlich zu viel Alkohol trinken, werden Sie das in den meisten Fällen bereits zumindest ahnen oder sogar konkret wissen. Egal ob einer der angegebenen Tests Ihnen das Ergebnis liefert, Ihr

Umfeld Sie darauf hinweist oder Sie einfach selbst spüren, jenseits jeglicher als unbedenklich eingestufter Konsummenge zu liegen: Reduzierung ist dringend geboten. Prüfen Sie sofort und genau, ob Sie bei der Änderung Ihres Trinkverhaltens Hilfe benötigen oder nicht, und wenn Sie glauben, es allein nicht zu schaffen, scheuen Sie sich nicht, entsprechende Hilfe anzunehmen, sei es durch Ihren Arzt, sei es durch Beratungsstellen. Mit einer Alkoholsucht ist nicht zu spaßen, das positive Image des Alkohols in breiten Gesellschaftsschichten vernebelt da bisweilen ein wenig den Blick.

Sollten Sie einfach nur feststellen, dass Ihr bisheriger Konsum deutlich zu hoch ist, versuchen Sie Folgendes: Definieren Sie genau, an welchen Tagen und zu welchen Gelegenheiten eine kleine Menge Alkohol infrage kommt und bleiben Sie bei dieser geringen Menge. Sobald Sie merken, dass es Ihnen schwerfällt, diese Selbstbeschränkung einzuhalten, ist das ein deutliches Warnzeichen für einen problematischen Umgang mit Alkohol und Sie sollten überlegen, sich Hilfe zu holen.

Zucker knallhart: Säfte, Smoothies und Softdrinks

Vielleicht sagen Sie sich: Auf Alkohol zu verzichten finde ich sinnvoll, auch wenn es schwerfällt, es gibt ja noch genügend andere Getränke, die zwar nicht die Wirkung des Rauschmittels versprechen, aber zumindest wohlschmeckend sind. Doch Vorsicht! Wie Sie bereits gesehen haben, ist der größte Übeltäter im Hinblick auf die Leber immer noch der Zucker. Beim Wort Zucker denken die meisten Menschen vor allem an den gewöhnlichen Haushaltszucker, weißes Pulver oder gepresst in Würfel, auf jeden Fall eindeutig zu identifizieren. Woran im ersten Moment oder auch gar nicht gedacht wird, ist der Zucker, der in vielen Nahrungsmitteln und hier vor allem auch in vielen scheinbar unbedenklichen oder sogar als gesund geltenden Getränken enthalten ist.

Besonders kritisch sind Obstsäfte. Denn hier klebt automatisch erstmal das Gesundheitslogo drauf. Obst, so lernen wir von klein auf, ist gesund, enthält Vitamine und andere gute Inhaltsstoffe und so kann man im Grunde, egal ob in fester Form oder als Saft, gar nichts falsch machen. Gerade Kinder werden vor diesem Hintergrund häufig angehalten, viel Obstsaft zu trinken und behalten dieses Trinkverhalten häufig auch später bei. Ihre Leber freut das gar nicht. Denn tatsächlich sind in einem Glas Traubensaft (200 ml) etwa 30 Gramm Kohlenhydrate. Das ist in etwa die gleiche Menge Zucker, wie wenn Sie sechs Stückchen Würfelzucker pur auf einmal essen. Noch deutlicher wird es beim Vergleich mit den typischen Softdrinks wie Cola oder Limonaden. Diese enthalten ziemlich genau die gleiche Menge Zucker wie Frucht- oder Obstsäfte. Dass sie hinsichtlich der sonst noch enthaltenen Inhaltsstoffe natürlich noch ungesünder sind, spielt hier erstmal keine Rolle. Ihr Zuckergehalt ist für die Leber hochproblematisch.

LIGHT-PRODUKTE KEINE WIRKLICHE ALTERNATIVE: Die Industrie suggeriert, mit diesen Produkten ließen sich Kalorien einsparen. Tatsächlich jedoch registriert der Körper die Süße und stellt sich auf den Abbau von Zucker ein, schüttet also Insulin aus. Da kein Zucker kommt, wird Blutzucker abgebaut, eine Unterzuckerung ist die Folge sowie Heißhunger auf Süßes. Besonders bedenklich ist der Süßstoff Aspartam, der im Verdacht steht, krebserregend zu sein.

Ein kleiner Schritt in die richtige Richtung ist, Fruchtsäfte stets ordentlich mit Wasser verdünnt als Schorle zu trinken. Damit reduzieren Sie den Zuckergehalt zumindest auf ein geringeres Maß. Kinder sollten Fruchtsäfte nur in übersichtlichen Mengen in Form von Schorle konsumieren. In den letzten Jahren sind vor allem sogenannte Smoothies in Mode gekommen. Sie sollen „noch gesünder" als Fruchtsäfte sein. Für einen Smoothie wird Obst püriert, meist mit der ganzen Schale und das Ergebnis verdünnt, um es trinkbar zu machen. Dabei spielt zusätzlich eine Rolle, womit verdünnt wird, denn wenn hier noch zusätzlich Fruchtsaft zum Einsatz kommt, ist das Endprodukt eine derartige Zuckerbombe, dass jedes Glas Cola blass im Angesicht dieser Konkurrenz wird. Doch auch, wenn mit Wasser oder Milch verdünnt wird, lässt der durchschnittliche Smoothie die Cola in Sachen Zuckergehalt noch alt aussehen.
30 Gramm auf 200 ml werden auf jeden Fall erreicht, jeder Schuss zuckerhaltige Flüssigkeit zum Mixen erhöht diese Menge. Und übrigens gilt das Gleiche auch für das beliebte Obstmus in Quetschbeuteln. Die deutsche Gesellschaft für Ernährung (DGE) empfiehlt, dass ab und zu die täglichen fünf Portionen Obst und Gemüse, die als ge-

sund gelten, durch einen Smoothie ersetzt werden können. Auf täglichen Smoothie-Genuss, wie er immer noch in vielen Artikeln in bestimmten Zeitschriften angeraten wird, sollten Sie jedoch verzichten. Ihre Leber wird es Ihnen danken.

Was die Leber gerne trinkt

Sie ahnen es schon, auf der Empfehlungsliste lebergesunder Getränke stehen vor allem diejenigen, bei denen Zucker weitgehend vermieden werden kann. Allen voran gilt das natürlich für Wasser und hier gerade auch für reines Leitungswasser. Wenn es ums reine Durstlöschen geht, ist Wasser immer Mittel der Wahl. Kalorienfrei, zuckerfrei, zusatzstofffrei, besser geht es nicht. Vorsicht ist geboten bei gekauftem Wasser, das mit Zusatzstoffen versehen ist, um einen speziellen Geschmack ans Wasser zu bekommen. Hier sind fast immer auch Kohlenhydrate enthalten. Wenn Ihnen reines Wasser auf Dauer zu langweilig ist, können Sie es mit etwas Zitrone oder Limette, ein paar Gurkenscheiben oder Ingwer und Pfefferminzblättern aufpeppen. Das schmeckt frisch und ist völlig unbedenklich.

Nun verlangt natürlich niemand von Ihnen, ausschließlich Wasser zu trinken. Die gute Botschaft für alle, die morgens ohne ihren Kaffee gar nicht erst in Gang kommen: Für Ihre Leber ist Kaffee unbedenklich. Laut einer kürzlich veröffentlichten Studie sollen das im Kaffee enthaltene Koffein sowie die Substanzen Cafestol und Kaweohl sogar dazu beitragen, das Risiko für Leberkrebs und -zirrhose zu senken. Schwarzer Kaffee wohlgemerkt, denn sobald Sie Sahne oder Zucker hinzufügen, ist diese Empfehlung natürlich hinfällig. Das gleiche gilt für Tee. Auch hier ist das ungesüßte Getränk sehr leberfreundlich und kann bedenkenlos konsumiert werden.

TEE EINFACH AUFPEPPEN: Wenn Sie Ihren Tee mit einem Schuss Ingwer versehen, bekommt er nicht nur einen außergewöhnlichen Geschmack. Gegen die Verfettung der Leber hilft Ingwer insbesondere in Zusammenhang mit Kurkuma. Bei einer vorliegenden Fettleber soll Kurkuma die Weiterentwicklung in Richtung Fibrose und Zirrhose verlangsamen.

ERNÄHRUNGS-AMPEL

Von rot bis grün: Von diesen Lebensmitteln sollten Sie nur wenig bis reichlich verzehren.

PFLANZLICHE LEBENSMITTEL

- Zucker, Kuchen, Süßigkeiten, Knabbereien, fettreiche Kartoffelprodukte
- Getreideprodukte, geschälter Reis
- Kartoffeln
- Vollkornprodukte, ungeschälter Reis
- Obst
- Gemüse, Blattsalate, Säfte

TIERISCHE LEBENSMITTEL

- Speck
- Fettreiche Fleischwaren (Wurst), Eier, Sahne
- Fettreichere Milch und Milchprodukte, fettreicheres Fleisch
- Fettarme Milch und Milchprodukte
- Fettarmes Fleisch, fettarme Fleischwaren
- Fisch

ÖLE UND FETTE

- Schmalz, Plattenfette
- Butter
- Margarine
- Maiskeim- und Sonnenblumenöl
- Weizenkeim-, Soja- und Olivenöl
- Raps- und Walnussöl

GETRÄNKE

- Nektar, Fruchtsaft, Limonade, Energydrink
- Fruchtsaftschorlen, Lightgetränke
- Grüner und schwarzer Tee, Kaffee
- Kräuter- und Früchtetees
- Infused Water (mit Gemüse, Kräutern, Früchten aromatisiert)
- Trinkwasser, Mineralwasser

Der mediterrane Typ macht's

Die Ernährung kann so vielfältig sein. Der Mittelmeerraum spielt für eine gesunde Ernährung in verschiedener Hinsicht eine besondere Rolle.

Woran denken Sie, wenn Sie das Wort Mittelmeer hören oder lesen? An Urlaub? Sonnenschein, Wärme, freundliche, meist heiter gestimmte Menschen? Und nicht zuletzt: an gutes Essen? Letzteres dürfte für die meisten von uns gelten. Mit dem Mittelmeerraum verbinden wir eine besonders leckere Küche. Aber auch Gerichte aus orientalischen Ländern haben sich mittlerweile etabliert und bieten außergewöhnliche Geschmackserlebnisse, die die deutsche Küche so nicht zu bieten hat. Indes: Wenn wir an mediterrane Küche in Deutschland denken, fallen uns zumeist als erstes Pizza und Pasta ein. Oder Döner als vermeintlich türkischer Klassiker. Seien Sie nicht enttäuscht, im Folgenden wird es nicht um diese Klischees gehen.

Tatsächlich ist die klassische mediterrane Küche ein echter Gesundheitsbooster, nicht nur für die Leber, sondern auch für andere wichtige Organe wie das Herz. Diese traditionelle Küche basiert vor allem auf frischem saisonalem Gemüse, denken Sie etwa an Zucchini, Auberginen, Tomaten, Oliven, Artischocken oder auch Paprika. Auch gerne verwendet werden Linsen, Bohnen oder Kichererbsen, also Hülsenfrüchte. Obst und Nüsse mit ihren wertvollen Ölen kommen dazu. Fleisch gibt es in dieser Küche natürlich auch, man denke an ein optimal zubereitetes Saltimbocca Romana, doch viel lieber noch ersetzt der mediterrane Typ Fleisch durch Fisch und Meeresfrüchte. Dazu kommen zur Abrundung Kräuter und Gewürze, denken Sie etwa an Rosmarin, Oregano oder Thymian. Salz kommt fast nicht vor, zum Garen und Braten wird selten Butter verwendet, andere tierische Fette ebenso wenig. In der Regel nutzt man Olivenöl, dem verschiedene sehr gesunde Effekte nachgesagt werden. So soll unter anderem der Blutdruck positiv beeinflusst werden.

Gemüse, gesünder geht's nicht

Die deutsche Gesellschaft für Ernährung hat Empfehlungen aufgestellt, mit denen sich eine gesunde Ernährung besser in den Alltag einbauen lässt. Eine dieser Empfehlungen lautet, jeden Tag drei Portionen Gemüse zu sich zu nehmen. Gerade im Hinblick auf die Lebergesundheit ist das vielleicht die wichtigste Empfehlung, denn bei den zwei Portionen Obst, die in dieser Empfehlung auch enthalten sind, muss zumindest das Thema Fruchtzucker für die Leber kritisch gesehen werden (siehe Seite 106). Gemüse jedoch schmeichelt der Leber und ist insgesamt für Ihre Gesundheit ein echter Turbo.

WAS IST „EINE PORTION"? Tatsächlich existiert die etwas merkwürdige Formel, eine Portion sei so viel wie „eine geballte Faust". Da damit im Grunde wenig anzufangen ist, hier ein paar konkretere Angaben: Eine Portion gegartes Gemüse entspricht etwa 200 bis 300 Gramm. Bei Salat geht man von etwa 100 Gramm aus, für Rohkost gelten 100 bis 200 Gramm. Mit diesen Werten hat man einen ungefähren Anhaltspunkt für die Mengen.

Gemüse sollte mal gekocht oder gedünstet und mal roh gegessen werden. Beides hat seine Vorteile und Nachteile. Beim Kochen und Dünsten werden zwar hitzeempfindliche Vitamine reduziert, die Nahrung wird aber leichter verdaulich und manche Nährstoffe können besser aufgenommen werden. Manche Gemüsesorten sind allerdings nur gekocht essbar, Rhabarber und Hülsenfrüchte zählen etwa dazu.

Gemüse sollten Sie möglichst frisch und am besten nur in kleinen Mengen kaufen. Bei zu langer Lagerung, selbst unter den besten Bedingungen, gehen immer Vitamine verloren. Kaufen Sie Gemüse in Bioqualität, saisonal und am besten aus der Region. Die Lebensmittelkennzeichnung oder Gütesiegel helfen Ihnen, den Herkunftsort des Gemüses zu erkennen. Wenn es doch einmal verarbeitete Produkte wie zum Beispiel Fertiggerichte, Tiefkühlkost oder Konserven sein müssen, achten Sie unbedingt auf die Lebensmittelkennzeichnung. Hier sind besonders die Nährwertkennzeichnung und die Zutatenliste wichtig. Überprüfen Sie, wie viel Salz und Zucker enthalten sind. Vergleichen Sie Produkte miteinander und wählen Sie dann die gesündere Alternative!

ZUBEREITUNGSTIPPS: Salat und Gemüse sollten Sie vor der Weiterverarbeitung unbedingt gründlich waschen. Achten Sie auch darauf, dass Sie das Gemüse nicht zu klein schneiden oder reiben, da aus den dabei „verletzten" Pflanzenzellen Gewebesaft austritt und Vitamine verloren gehen.

Rohkost sollten Sie luftdicht und so kurz wie möglich aufbewahren. Gemüse schälen braucht nicht nur Zeit, sondern kostet auch wertvolle Nährstoffe. Überlegen Sie, ob Sie das Gemüse wirklich schälen müssen oder ob die Schale noch zart genug ist, um sie mitzuessen. Zu lange warm gehaltenes gekochtes Gemüse schmeckt nicht mehr so gut, außerdem schwinden auch hier die Vitamine mit der Zeit. Am besten also frisch kochen und direkt essen.

Mediterran: Kultur statt nur Essen

Die mediterrane Ernährung ist nicht nur durch die Zutatenliste geprägt, sondern auch durch den Rhythmus der Nahrungsaufnahme. Das ständige Essen irgendwelcher Zwischenmahlzeiten ist in der traditionellen Mittelmeerküche verpönt. Man setzt auf drei Hauptmahlzeiten am Tag und spart sich von vornherein das ungesunde Zwischendurch. Damit ist dieser Ernährungstyp auch eine Frage der Ess- und Trinkkultur, die sich von den Gewohnheiten unterscheidet, die sich in den meisten Industrieländern mittlerweile etabliert haben. Diese Kultur ist vor allem auch dadurch gekennzeichnet, dass Nahrungsaufnahme nicht der schnellen Bedürfnisbefriedigung dient, sondern tatsächlich mit Genuss und Maßhalten verbunden wird. Dieser Zusammenhang ist im Übrigen ganz wesentlich. Wir haben uns häufig angewöhnt, Genuss mit Völlerei und Maßlosigkeit zu verbinden. Tatsächlich jedoch liegt der Genuss oft gerade in der Beschränkung sowie in der richtigen Zusammenstellung von Mahlzeiten. Gerade deshalb ist es so wichtig, den Unterschied zwischen Diäten und der Umstellung des Lebensstils zu verinnerlichen. Während Diäten in der Regel per se genussfeindlich und damit auf Dauer abschreckend sind, ist die Etablierung eines mediterranen Lebens- und Ernährungsstils etwas, dass Freude und Genuss im Leben erhöhen kann und damit auch auf Dauer angelegt ist.

Das steckt drin in Ihrem Essen

Wenn wir über gutes und weniger gutes Essen reden, sprechen wir vor allem von den Makronährstoffen.

Um ein Gefühl für diesen Stil in der Ernährung zu bekommen, lohnt es sich, einen genaueren Blick darauf zu werfen, was unsere Nahrung enthält und was davon für uns gut oder eben weniger gut ist. Dazu beginnen wir mit den sogenannten Makronährstoffen Fett, Proteine und Kohlenhydrate, also den Nährstoffen, die unserem Körper Energie liefern.

Fette – Gut gegen Böse

In einem Buch über die Fettleber sollte man annehmen, dass Fett in der Nahrung eher zu den nicht besonders angesehenen Lebensmitteln zählt. Doch das ist zu kurz gedacht und muss unbedingt genauer betrachtet werden. Denn Ihr Körper braucht Fett unbedingt, beispielsweise für das richtige Funktionieren der Zellen oder auch für die Hormonproduktion. Fette liefern Energie, sie sind wichtig für die Übertragung von Signalen aus der Leber und sie haben eine Funktion für die Bildung von Molekülen, beispielsweise für sämtliche Hormone im Körper, die als Botenstoffe dafür sorgen, dass Zellen bestimmte Aufgaben erfüllen. Darüber hinaus fungiert Fett auch als Geschmacksträger. Wichtig ist es vor allem, auf die richtige Auswahl an Fettsäuren in der Ernährung zu achten. Fett ist nicht gleich Fett. Grundsätzlich unterscheidet man zwischen gesättigten und ungesättigten Fettsäuren.

Als sogenannte schlechte Fette werden oft gesättigte Fettsäuren genannt. Sie bergen die Gefahr einer übermäßigen Erhöhung des

Cholesterinspiegels, mit entsprechenden Folgen für das Risiko von Herz-Kreislauf-Erkrankungen und Diabetes Typ 2. Gesättigte Fettsäuren finden sich vor allem in tierischen Lebensmitteln wie Fleisch, Eiern und Milchprodukten. Gleichwohl erfüllen auch sie wichtige Funktionen im Körper, zum Beispiel als Botenstoffe für das Nervensystem. Darum ist es sinnvoll, gesättigte Fettsäuren sehr wohl in den Speiseplan zu integrieren – aber eben in Maßen. Schwierig werden diese Fette vor allem in den verarbeiteten Lebensmitteln wie Wurstwaren. Hier kommt zudem der hohe Salzgehalt für Ihren Organismus hinzu, vor allem Ihr Herz kann auf diesen hohen Salzgehalt verzichten. Übrigens: Da der Körper diese Fettsäuren auch selbst bildet, müssen Veganer keinen Mangel fürchten.

Bei den „guten" ungesättigten Fettsäuren unterscheidet man in einfach und mehrfach ungesättigte. Einfach ungesättigte Fettsäuren stecken vor allem in Nüssen, Avocados und pflanzlichen Ölen wie Olivenöl oder auch Rapsöl (zum Beispiel Omega-9) und sind wichtig für die Vitaminaufnahme im Körper. Außerdem können sie den Cholesterinspiegel senken.

Mehrfach ungesättigte Fettsäuren kann unser Körper nicht selbst herstellen, daher müssen diese mit der Nahrung aufgenommen werden. Man unterscheidet hier Omega-6-Fettsäuren, die beispielsweise in Sonnenblumenöl, Milchprodukten und Fleisch vorkommen. Die bekannteste ist die Linolsäure, die sowohl das schlechte LDL-Cholesterin als auch das gute HDL-Cholesterin senken kann. Eine andere ungesättigte Fettsäure ist die Omega-3-Fettsäure, die man in Leinöl und fettem Fisch wie Makrele findet. Die wichtigste ist die Alpha-Linolensäure. Beide, Omega-6- wie auch Omega-3-Fettsäure, tragen zur Zellgesundheit bei, sind wichtig für das Gehirn und beeinflussen den Blutdruck positiv.

Wie viel Fett sollte ein Mensch in welcher Form zu sich nehmen? Aus Sicht der Lebermedizin ist es ratsam, wenn Ihre Ernährung etwa 15 bis 20 Prozent Fettanteil enthält, 30 bis 40 Prozent Kohlenhydrate sowie 20 bis 30 Prozent Proteine. Bei den Fetten ist entscheidend, welche Fettsäuren enthalten sind. Mehrfach ungesättigte Fettsäuren wie Omega-6 und Omega-3 sind besonders wichtig. Sie sind in Pflanzenölen, aber auch beispielsweise in Walnüssen in großer Menge enthalten. All diese Fettsäuren sind in Maßen wertvoll für Ihre Ernährung, ganz besonders gilt das für die Omega-3-Säuren, da diese das Risiko für Herz-Kreislauf-Erkrankungen senken können. Sie sind für die Nutzung von Cholesterin verantwortlich, indem sie diesen Stoff transportieren. Der Körper braucht Cholesterin für die Hormonbildung und als Baustoff für die Zellmembranen. Unterschieden wird zwischen LDL (Low-Density-Lipoprotein) und HDL (High-Density-Lipoprotein). LDL wird immer noch kritisch beobachtet, da es für sogenannte Plaque-Ablagerungen in den Gefäßen verantwortlich sein könnte, auch in der Leber. HDL hingegen gilt als das gute Cholesterin, weil es unter anderem für den Rücktransport zur Leber sorgt.

TRANSFETTE VERMEIDEN: Diese entstehen bei der industriellen Härtung von Pflanzenölen. Auf Nahrungsverpackungen werden sie als „pflanzliches Fett, teilweise gehärtet" deklariert. Gerade für die Leberverfettung spielen sie eine unrühmliche Rolle. Sie erhöhen den Cholesterinspiegel und können zu Herz-Kreislauf-Erkrankungen führen. Dauerhaft zu viel LDL-Cholesterin im Blut führt zu Ablagerungen an den Gefäßwänden, also Arteriosklerose. Damit steigt die Gefahr für Herzinfarkt und Schlaganfall.

Zucker und Kohlenhydrate

Zucker kann für die Leber, wie wir schon gesehen haben, schädlicher sein als Alkohol. Gleichwohl kommen wir in unserer Ernährung natürlich nicht ohne Zucker aus. Zucker ist in so vielen, auch natürlichen Lebensmitteln enthalten, dass schon eine sinnvolle Begrenzung für die meisten Menschen kaum machbar ist. Die WHO empfiehlt beispielsweise pro Tag maximal 50 Gramm Zucker zu sich zu nehmen. Das klingt auf den ersten Blick abstrakt, doch wenn Sie einmal nachrechnen, was gestern oder vorgestern in den Lebensmitteln, die Sie konsumiert haben, an Zucker enthalten war, werden Sie erkennen, dass sich diese Menge ganz schnell erreichen lässt. Es gibt Verzehrstudien, die nachgewiesen haben, dass allein der durchschnittliche Zuckerverbrauch in Deutschland etwa doppelt so hoch, also bei etwa 100 Gramm pro Tag liegt.

Das zusätzliche Problem: Zucker hat ein enormes Suchtpotenzial durch die Freisetzung des Belohnungshormons Dopamin im Gehirn. Der klassische Spruch, dass Schokolade glücklich mache, kommt daher nicht von ungefähr, sondern hat genau damit zu tun. Tatsäch-

FETTSÄUREN IN SPEISEÖLEN

Sie können nicht nur wichtige Fettsäuren zu sich nehmen. Sie können auch Ihren Speiseplan aufpeppen.

SPEISELÖL AUS	GESÄTTIGTE FETTSÄUREN*	EINFACH GESÄTTIGTE FETTSÄUREN	MEHRFACH UNGESÄTTIGTE FETTSÄUREN
RAPSÖL	9,0	61,0	32,0
OLIVENÖL	17,0	69,0	13,0
SESAMÖL	17,0	38,0	42,0
SONNENBLUMENÖL	8,0	27,0	61,3
WALNUSSÖL	10,0	17,0	72,0
HASELNUSSÖL	7,0	75,0	16,6
MANDELÖL	10,0	73,0	18,2
KÜRBISKERNÖL	20,0	32,0	55,5
LEINÖL	8,0	16,0	79,0
WEIZENKEIMÖL	20,0	17,0	64,0
TRAUBENKERNÖL	14,0	20,0	69,0

*Anteil in Prozent

lich jedoch macht zu viel Zucker keineswegs glücklich, sondern sorgt im Gegenteil für jede Menge Probleme. Übergewicht, Entzündungen, Diabetes Typ 2 können die Folge sein. Gerade auch ein Diabetes ist im Zusammenhang mit der Fettleber – wie es ja auch schon hier immer wieder Thema war – besonders im Fokus. Ständiger hoher Zuckerkonsum führt zu einem hohen Blutzuckeranstieg, auf den der Körper mit einer hohen Insulinausschüttung reagiert. Irgendwann werden die Zellen gegen das Insulin resistent und eine Diabetes Typ 2 ist entstanden (siehe Seite 28).

Zucker ist dabei nicht nur der klassische Haushaltszucker, sondern nicht zuletzt auch der Fruchtzucker, der in Säften und Früchten enthalten ist (siehe Seite 106). Darüber hinaus sollten Sie Verpackungen von Lebensmitteln genau studieren, denn hier finden sich jede Menge versteckte Zuckermengen. Dort ist beispielsweise die Rede von Milchpulver, Süßmolkenpulver, Maltodextrin, Gerstenmalzextrakt oder einigen anderen Inhaltsstoffen. Jeder einzelne von ihnen fällt in den Bereich Zucker und erhöht damit Ihre Zuckeraufnahme. Vorsicht ist dabei auch bei der Berechnungsgrundlage geboten. Meist beziehen sich die Angaben auf je 100 Gramm des Lebensmittels. Die Packungsgröße selbst übersteigt jedoch in der Regel diese Größe, sodass sich auch die Zuckeraufnahme um den jeweiligen Faktor erhöht.

ENERGIEQUELLE PUR: Kohlenhydrate sind für unseren Körper essenziell. Sie liefern den Zucker, den unsere Zellen zur Energiegewinnung benötigen. Der Körper kann Kohlenhydrate schnell zu Glukose abbauen und damit sofort eine Energiequelle freisetzen, die vor allem im Gehirn und in den roten Blutzellen dringend gebraucht wird.

Das bedeutet für Ihren Ernährungsplan und im Hinblick auf eine beabsichtigte und dauerhaft anhaltende Gewichtsreduzierung vor allem auch: Entscheidend ist, wie viele Kohlenhydrate Sie zu sich nehmen. Leider gibt es aktuell keine Empfehlungen, welche Menge an Kohlenhydraten genau richtig ist. Es kann letztlich nicht schaden, die Menge zu begrenzen, was grundsätzlich schon durch den Verzicht auf Zwischenmahlzeiten zu einem guten Teil möglich ist. Außerdem sollten Sie darauf achten, dass Sie die Kohlenhydrataufnahme gleichmäßig über den Tag verteilen. Würden sie beispielsweise den ganzen Tag darauf verzichten, um sich dann abends umso mehr davon zu gönnen, würden Ihre Blutzuckerwerte auf einen Schlag in ungesunde Höhen steigen. Weiterhin lohnt es sich darauf zu achten, welche Form von Kohlenhydraten Sie zu sich nehmen. Unterschieden wird zwischen einfachen und komplexen Kohlenhydraten, diese Unterscheidung bemisst sich vor allem an der Länge der Ketten aus Zuckermolekülen, die sich in den Kohlenhydraten befinden. Je langkettiger diese sind, desto höherwertiger ist das kohlenhydrathaltige Lebensmittel.

Der Zucker wird dabei in drei verschiedene Arten eingeteilt. Der Einfachzucker ist das, was wir als Traubenzucker (Glukose) und Fruchtzucker (Fructose) kennen. Zweifachzucker ist beispielsweise der ganz normale Haushaltszucker (Saccharose), Malzzucker (Maltose) und Milchzucker (Laktose). Schließlich gibt es noch Vielfachzucker, der als Stärke in Getreide, Kartoffeln und Reis vorkommt. Einfach- und Zweifachzucker haben den Nachteil, dass die Zuckermoleküle sehr schnell verdaut werden und damit den Blutzuckerspiegel schneller steigen lassen, woraufhin die Leber wiederum aus diesem überschüssigen Zucker Fett produziert und der Bildung der Fettleber Vorschub leistet. Die komplexen Kohlenhydrate mit ihrem Mehrfachzucker dagegen halten länger satt, weil der Blutzuckeranstieg langsamer vonstatten geht und die entsprechenden Lebensmittel länger brauchen, um vom Darm ins Blut überzugehen. Und länger satt bedeutet natürlich auch wiederum einen Vorteil in Sachen Gewichtsreduzierung.

Wie Ballaststoffe helfen können

Zu den Kohlenhydraten zählen auch die Ballaststoffe, die vor allem auch ein integraler Bestandteil einer mediterranen Ernährung sind. Ballaststoffe kann man als nicht verdauliche Kohlenhydrate bezeichnen, die man in pflanzlichen Lebensmitteln findet. Sie sind zwar nicht lebensnotwendig, können aber trotzdem sinnvoll sein.

Ballaststoffe gibt es in löslicher und unlöslicher Form. Beide wirken unterschiedlich auf den Körper. Die unlösliche Variante verkürzt die Zeit, die die Nahrung durch den Darm benötigt, außerdem erhöht sie Stuhlvolumen und -frequenz. Beides gilt auch für die lösliche Variante, die aber zusätzlich noch die Viskosität des Speisebreis erhöht und von den Darmbakterien gut verarbeitet werden kann. Die Ver-änderung der Konsistenz des Speisebreis führt dazu, dass sich der Magen langsamer entleert. Die Folge: eine langsamere Glukoseaufnahme und eine schnellere Sättigung mit dem entsprechenden Effekt auf die Reduzierung Ihres Gewichts. Beispiele für Lebensmittel, in denen lösliche Ballaststoffe enthalten sind, sind Haferkleie, Vollkornhafermehl, Bohnen, Erbsen, Reiskleie, Gerste, Zitrusfrüchte, Apfelmark, Erdbeeren oder auch Kartoffeln. Unlösliche Ballaststoffe finden sich in Vollkornweizen, Vollkornroggen, Vollkornhafer, Vollkorngerste, Vollkornreis und sogar in geringen Mengen auch in Obst und Gemüse.

WIE VIEL BALLASTSTOFFE TUN MIR GUT? Lassen Sie sich nicht von Richtwerten irritieren, die sich bisweilen finden lassen. Die dort häufig genannten 30 Gramm Mindestaufnahme pro Tag erreichen etwa drei Viertel der Deutschen nicht. Es ist vollkommen ausreichend, einfach auf eine regelmäßige Aufnahme von Ballaststoffen aus Getreide, Hülsenfrüchten, Obst und Gemüse zu achten.

Ballaststoffe wirken präventiv auf verschiedene Krankheiten. Für unseren Zusammenhang geht es konkret um zum Beispiel Adipositas, Blutfettwerte oder auch den Bluthochdruck. Auch bei Herzkrankheiten und verschiedenen Krebserkrankungen gibt es positive Effekte. Im Hinblick auf Adipositas ist wichtig, dass eine regelmäßige Ballaststoffaufnahme sich auf die Körperzusammensetzung auswirkt. Außerdem erhöht sich das Sättigungsgefühl, mit der entsprechenden Auswirkung auf eine reduzierte Kalorienaufnahme. Zudem geht bei einer Zufuhr von Ballaststoffen Energie in der Verdauung verloren. Ein Problem kann für den einen oder die andere die Aufnahmemenge von Ballaststoffen sein. Essen wir mehr als 32 Gramm pro Tag, ist das zu viel des Guten, denn so kann es zu einer verminderten Aufnahme von Mikronährstoffen kommen. Und genau die braucht unsere Leber (mehr dazu ab Seite 122). Auch Blähungen und entsprechende Bauchschmerzen sind möglich. Übertreiben Sie es also nicht und achten Sie darauf, dass Sie bei einer erhöhten Zufuhr von Ballaststoffen ausreichend dazu trinken. Sonst kann es zu Verstopfung kommen, da die Ballaststoffe im Darm nicht ausreichend aufquellen können.

Ballaststoffe, so weiß man mittlerweile, sind für den Körper von Vorteil, weil sie beispielsweise einen Cholesterinüberschuss, der die Gefahr von Kalkablagerungen an den Gefäßen mit sich bringt, verhindern. Das überschüssige Cholesterin wird von den Ballaststoffen aufgesaugt und mit dem Stuhlgang einfach ausgeschieden.

EINE SACHE DER GEWÖHNUNG: Wer sich entschließt, künftig mehr Ballaststoffe zu sich zu nehmen, sollte auf eine langsame Steigerung setzen, genug trinken, gründlich kauen und sich viel bewegen. Eine zu schnelle Umstellung überfordert Ihre Darmflora und kann sowohl zu Verstopfung als auch zu Blähungen führen. Auch hier gilt, machen Sie langsam, Schritt für Schritt.

Proteine – Baumaterial für den Körper

Neben den Fetten und den Kohlenhydraten sind Proteine oder Eiweiße der dritte wichtige sogenannte Makronährstoff, ohne den unser Körper auf keinen Fall auskommen kann. Proteine sorgen in erster Linie dafür, dass Funktion, Bau und Stoffwechsel aller Zellen im Körper ordnungsgemäß ablaufen. Sie dienen als Baustoff für Enzyme, Hormone, Antikörper, die Krankheiten abwehren, Transportsubstanzen sowie eben für Zellen und Gewebe, beispielsweise Muskelfasern, Blut und Organe.

Proteine sind wichtiger Bestandteil von Zellstrukturen, gebildet werden sie im Stoffwechsel von Menschen, Tieren und Pflanzen, aber auch beispielsweise in Pilzen, Bakterien und Hefen. Man unterscheidet einfache Proteine aus Aminosäuren sowie „zusammengesetzte" oder „konjugierte" Proteine, die eine zusätzliche Gruppe wie Kohlenhydrate beinhalten. Nahrungsproteine sorgen dafür, dass die Versorgung des Körpers mit unentbehrlichen Aminosäuren und Stickstoff für den körpereigenen Aufbau von Proteinen sichergestellt ist. Dazu gehören etwa Kreatin oder Hämoglobin, aber auch immunaktive Proteine wie Immunglobuline. Nahrungsproteine helfen beispielsweise auch bei der Energiebereitstellung. So werden beim Abbau pro Gramm Protein vier Kilokalorien freigesetzt.

Während Proteine aus Lebensmitteln tierischen Ursprungs alle unentbehrlichen Aminosäuren in ausreichender Menge enthalten, ist das bei pflanzlichen Lebensmitteln meistens nicht der Fall. Bei vegetarischer Ernährung kann das durch die Kombination von Getreide mit Hülsenfrüchten ausgeglichen werden. Die Verarbeitung von Nahrung in der Küche, etwa durch Erhitzen, kann die Bioverfügbarkeit der Aminosäuren negativ beeinflussen.

Eine Unterversorgung mit Protein führt dazu, dass der Körper körpereigenes Protein aus der Muskulatur abbaut. Dadurch verliert man an Muskelmasse, gerade für ältere Menschen erhöht das beispielsweise das Risiko für Stürze mit entsprechenden Frakturen. Hält der Proteinmangel länger an, reicht selbst der Muskelabbau nicht mehr aus, genug Aminosäuren zu produzieren, was zur Beeinträchtigung diverser Stoffwechselfunktionen führt.

EINFACH UNVERZICHTBAR: Eiweiß kann vom menschlichen Körper nicht gespeichert werden. Daher ist die regelmäßige Zufuhr über die Nahrung so wichtig. Man spricht von etwa einem Gramm Eiweiß täglich, das eine normalgewichtige Person pro Kilo Körpergewicht zu sich nehmen sollte. Schwangere, ältere und kranke Menschen sowie Leistungssportler brauchen etwa 1,5 Gramm pro Kilo.

Unterschieden wird nach pflanzlichen und tierischen Proteinen. Die tierischen sind für den menschlichen Körper leichter zu verarbeiten, weil sie in ihrer Zusammensetzung dem menschlichen Körperprotein ähneln und der Körper sie somit leichter in körpereigene Bausteine umwandeln kann. Doch auch pflanzliche Eiweiße sind nicht zu verachten. Sie liefern beispielsweise Ballaststoffe und sogenannte sekundäre Pflanzenstoffe, die als gesundheitsfördernd gelten.

Generell kann man sagen, dass eine ausreichende Zufuhr von Proteinen für den menschlichen Körper drei handfeste Vorteile hat. Sie sparen Kalorien ein, da Eiweiß im Gegensatz zu Fett weniger Kalorien hat, es hat also einen positiven Einfluss auf eine beabsichtigte Gewichtsabnahme. Anders als bei Kohlenhydraten steigt Ihr Blutzuckerspiegel bei der Eiweißaufnahme nicht an und last but not least: Proteine machen satt und sorgen somit dafür, dass das Hungergefühl nicht so schnell wiederkommt. Ein weiterer Baustein für eine Gewichtsabnahme also. In einer weiteren Studie hat man festgestellt, dass einige Gene, die in der Leber für die Aufnahme, Speicherung und Synthese von Fett verantwortlich sind, in Zusammenhang mit einer eiweißreichen Ernährung weniger aktiv waren als bei eiweißarmer Kost. Solche Studien müssen noch weiter ausgebaut werden, der Zusammenhang zwischen proteinreicher Kost und einem Abbau des Leberfetts scheint jedoch bereits offensichtlich. Besonders proteinreiche Lebensmittel sind etwa Fleisch, Fisch, Milchprodukte und Eier, aber auch Hülsenfrüchte wie Soja, Linsen und Erbsen. Getreideprodukte liefern ebenfalls einen guten Beitrag zur Proteinversorgung.

Sie sehen also, in unseren Lebensmitteln steckt nicht nur viel Gutes, sondern sogar viel Lebenswichtiges drin. Es geht nur darum, wie Sie in Ihrer Ernährung die Schwerpunkte setzen. Also prüfen Sie, wie Sie weniger Zucker und dafür mehr Ballaststoffe auf Ihren Speiseplan bekommen. Oder wie Sie neue, leckere Speiseöle nutzen können, um wichtige Fettsäuren zu sich zu nehmen. Und schauen Sie, welche proteinreichen Lebensmittel Ihnen schmecken könnten. Das ist ein einfacher Startschuss, denken Sie nicht?

Großartige Helfer: Die Mikronährstoffe

Ihre Nahrung enthält nicht nur Fette, Proteine oder Zucker, sondern viele weitere Helferlein, wie Vitamine, Bitterstoffe und Co.

Wenden wir uns nun von den Makronährstoffen wie Fetten, Kohlehydraten und Zuckern den kleinsten Helfern in Ihrem Körper zu: Unter Mikronährstoffen versteht man Vitamine und Mineralien, ohne die unser Körper – und damit auch unsere Leber – langfristig nicht auskommen kann. Es sind unermüdliche Helfer, von denen wir nur wirklich winzige Mengen benötigen, wir bewegen uns hier im wahren Spuren-von-Bereich. Die Abläufe, für die diese im Körper benötigt werden, sind sehr komplex und kompliziert. Wir versuchen nun, Ihnen einen kleinen Überblick zu verschaffen.

Bei den Vitaminen unterscheidet man grundsätzlich zwischen wasserlöslichen und fettlöslichen Vitamine. Bei den Mineralien spricht man von sogenannten Mengen- und Spurenelementen.

1 **WASSERLÖSLICHE VITAMINE** sind diejenigen der C- und der B-Gruppe. Durch die Wasserlöslichkeit ist es für den Körper schwieriger, sie zu speichern. Der Vorteil ist, dass es kaum zu einer Vitamin-Überversorgung kommen kann, da sie bei einem Überschuss leichter ausgeschieden werden können.

2 **FETTLÖSLICHE VITAMINE** brauchen das Nahrungsfett, nur dann können sie optimal aufgenommen werden. Gerade die Leber ist ein idealer Speicherort für diese Vitamine, aber auch in anderem Fettgewebe können sie gut gespeichert werden. Hier ist es also leichter für den Körper, eine Reserve zu schaffen, was wiederum auch zu einem Überschuss führen kann, der sich dann vielleicht negativ auswirkt, etwa bei den Vitaminen E, D, K, A.

3 **MENGENELEMENTE,** auch als essenzielle Mineralstoffe bezeichnet, heißen so, weil der Körper sie in größeren Mengen als die Spurenelemente braucht. Calcium, Natrium, Magnesium, Kalium, Phosphor, Chlorid und Sulfat sind solche Mengenelemente.

4 **SPURENELEMENTE** wie Eisen, Mangan, Kupfer, Zink, Selen, Jod oder Fluorid sind sogenannte anorganische Nährstoffe, von denen die benötigten Mengen deutlich geringer sind. Wir benötigen also nur „Spuren" davon.

Welche Funktionen erfüllen diese Mikronährstoffe nun in Ihrem Körper? Sie brauchen Sie für Wachstum und Entwicklung, auch bei der Fortpflanzung spielen sie eine wichtige Rolle. Mikronährstoffe sind an diversen Reaktionen im Stoffwechsel beteiligt, wichtig beispielsweise für den Energiestoffwechsel (B-Vitamine) oder auch für das Immunsystem (Vitamin A, D oder Zink und Selen).

Die verfügbaren Mikronährstoffe beeinflussen entscheidend Ihre Leistungsfähigkeit. Die Hauptfunktion von Spurenelementen liegt in der Regulation der Geschwindigkeit von Stoffwechselprozessen, außerdem haben sie Einfluss auf die Aktivität von Enzymen, die als Stoffwechsel-Beschleuniger gelten. Zink etwa ist ein sogenannter Co-Faktor von mehr als 100 Enzymen, Magnesium sogar von 300! Mineralstoffe regulieren den Säure-Basen-Haushalt.

Einige Mikronährstoffe fungieren als Teil von Hormonen, andere wiederum sind Antioxidantien oder auch Radikalfänger. Diese sorgen dafür, dass sogenannte freie Radikale die Zellen nicht schädigen können. Das ist wichtig, denn solche Zellschädigungen sind häufig Ausgangspunkt für viele schwerwiegende Krankheiten, wie Krebs, Herz-Kreislauf-Erkrankungen oder Demenz. Wichtig für diese Abwehrmechanismen Ihres Körpers sind beispielsweise Vitamin C, E und Beta-Carotin. Die Leber spielt eine wichtige Rolle für den Mikronährstoffhaushalt. Sie ist Speicherorgan für die Vitamine A sowie B_{12}, außerdem auch für Eisen und Kupfer als Spurenelemente. Darüber hinaus bildet sie für die Mikronährstoffe Transportproteine wie etwa Albumin.

Was passiert, wenn Mikronährstoffe fehlen?

Wenn Ihr Körper zu lange zu wenig Mikronährstoffe zu sich nimmt, kann das schwerwiegende Folgen von chronischen Krankheiten bis hin zum Tod haben. Das passiert gleichwohl nicht von heute auf morgen, da die meisten Mikronährstoffe nur langsam abgebaut und häufig auch lange gespeichert werden. Eigentlich sind wir hierzulande gut versorgt, aber es gibt einige Mikronährstoffe, bei denen überdurchschnittlich häufig ein Mangel auftritt. Dazu gehören insbesondere Vitamin D oder Vitamin B_{12} bei Menschen, die sich vegetarisch oder vegan ernähren. Auch Zink, Eisen und Folsäure sind hier zu nennen, da sie vor allem aus pflanzlichen Lebensmitteln nur schwer verfügbar sind. Es gibt einige Faktoren, die die Aufnahme und den Bedarf von Mikronährstoffen beeinflussen. So werden wasserlösliche Vitamine bis auf Vitamin B_{12} im oberen Dünndarm resorbiert. Dafür ist ein einwandfrei funktionierender Darm unerlässlich. Mikronährstoffe beeinflussen sich auch gegenseitig entweder positiv oder negativ. Vitamin C sorgt für eine bessere Aufnahme von Eisen, zu viel Kupfer hingegen blockiert die Wirkung von Zink. Fettlösliche Vitamine brauchen Fette, um über den Darm resorbiert werden zu können. Daher sollte ein gewisser Fettanteil immer Teil der Ernährung sein. Eine zu hohe Zufuhr von Ballaststoffen kann die Aufnahme von Mikronährstoffen negativ beeinflussen, genau wie einige sekundäre Pflanzeninhaltsstoffe.

Der Bedarf an Mikronährstoffen wird auch vom Verlust des jeweiligen Stoffs durch Schweiß, Urin und Stuhl beeinflusst. Mineralien, die durch den Schweiß oder im Falle eines Durchfalls verloren gehen, werden in erhöhtem Maße benötigt. Hohe körperliche Aktivität, aber auch starker Stress oder Wachstumsphasen bei Kindern und Jugendlichen steigern den Bedarf.

ÄUSSERE EINFLÜSSE SCHADEN: Der Vitamin- und Mineralstoffgehalt von Lebensmitteln kann sich verändern, etwa durch Sauerstoff, UV-Strahlung, Hitze oder Wasser. Somit spielen eine bedarfsgerechte Lagerung und eine möglichst geringe Verarbeitung der Lebensmittel eine wesentliche Rolle für ihren Gehalt an Mikronährstoffen. Lebensmittel sollten daher so wenig wie möglich verarbeitet verzehrt werden.

Ihre Mikronährstoffzufuhr muss also über eine ausreichende Zufuhr an Gemüse, Obst und unverarbeiteten Lebensmitteln stattfinden. Sehr nährstoffreich sind aber auch tierische Lebensmittel wie Eier, rotes Fleisch und Milchprodukte. Letztlich geht es immer um eine abwechslungsreiche Ernährung, um ein breites Spektrum an Mikronährstoffen abzudecken.

Die Leber mag es bitter

Es ist fast wie ein Geheimtipp, aber einer, bei dem man genau hinsehen muss. Ein wichtiger Baustein für die Entgiftung und Revitalisierung der Leber können Bitterstoffe sein. Das klingt zunächst mal ganz einfach, hat jedoch so seine Haken. Denn es kommt ganz entscheidend darauf an, in welcher Form Sie diese Bitterstoffe zu sich nehmen. Nicht nur unbedenklich, sondern in der Tat der Lebergesundheit sehr zuträglich sind Bitterstoffe, die auf natürliche Art und Weise in einigen Lebensmitteln vorkommen. Zu nennen sind hier vor allem Chicorée und Artischocken, aber auch Oliven, womit wir im Übrigen wieder beim Thema „Mediterraner Typ“ (siehe Seite 110) wären.

Als Geheimtipp lässt sich das Ganze sehen, da die meisten Menschen beim Wörtchen „bitter“ erstmal das Gesicht verziehen. Süß, salzig, sauer, herzhaft und bitter: Würde man die fünf generellen

Geschmacksrichtungen in eine Rangliste packen, würde „bitter" vermutlich immer am Ende landen. Das könnte zum einen an der Evolution liegen, denn Pflanzen produzieren beispielsweise Bitterstoffe als Abwehrmechanismus gegen Fressfeinde, sodass der Begriff hier schon mal eindeutig negativ belegt ist. Zum anderen ist unsere Nahrung heute in weiten Teilen von einer übergroßen Süße dominiert, sodass wir uns regelrecht abgewöhnt haben, bitteren Geschmack mit einem angenehmen Gefühl zu assoziieren. Dazu kommt, dass bitterer Geschmack von unseren Geschmacksnerven schon in kleinsten Dosen als sehr intensiv wahrgenommen wird, während es bei anderen Geschmacksrichtungen da doch etwas höherer Dosierung bedarf. Das Gehirn zieht also sehr schnell eine Verbindung zwischen bitterem Geschmack und einer negativen Erfahrung. Die meisten Geschmacksrezeptoren auf der Zunge, die für den bitteren Geschmack zuständig sind, befinden sich ganz hinten auf der Zunge und reagieren stark auf den entsprechenden Reiz, viel stärker etwa, als es bei süßen Dingen der Fall ist. Das lässt sich nur beeinflussen, indem man häufiger mal kleine Portionen bitterer Lebensmittel in die Ernährung einbaut und sich so langsam daran gewöhnt. Mit der Zeit kann es dann so weit kommen, dass der Bittergeschmack auch als angenehm empfunden wird.

Weil Bitterstoffe nicht der Renner sind, werden Pflanzen zum Teil gezielt daraufhin gezüchtet, die Bitterstoffe zu eliminieren. Und es soll Köche und Köchinnen geben, die Gemüse dahingehend bearbeiten, dass sie versuchen, alle bitteren Teile herauszuschneiden und wegzuwerfen.

Was Bitterstoffe bewirken

Bitterstoffe sorgen im Darm dafür, dass mehr Verdauungssekret ausgeschüttet wird, das hält den Darm in Form, beeinflusst die Verdauung positiv und macht letztlich beispielsweise auch schwer verdauliche Speisen bekömmlicher. Darüber hinaus verbessern sie die Produktion von Magensaft und erhöhen die Produktion von Gallensaft, sodass für eine bessere Fettverdauung gesorgt ist.

Eine Idee für Ihren Ernährungsplan könnte daher sein, eine Vorspeise in Form eines bitteren Blattsalates oder bitterer Rohkost zu essen, wenn Sie wissen, dass es doch mal ein eher deftiges Hauptgericht geben wird. Lebensmittel, die besonders viele Bitterstoffe

BITTERSTOFFE – DA STECKEN SIE DRIN

Die wichtigen Bitterstoffe stecken in zahlreichem Gemüse, Obst und Kräutern und ergänzen schmackhaft Ihren Speiseplan.

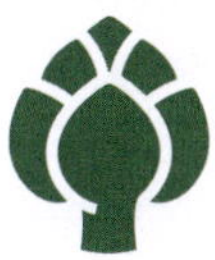

Artischocke

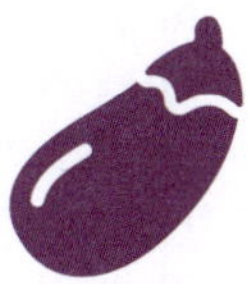

Aubergine

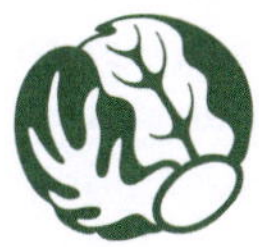

Rosenkohl

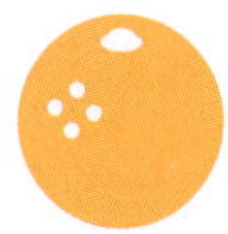

Grapefruit

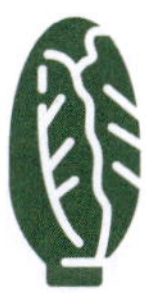

Chicorée

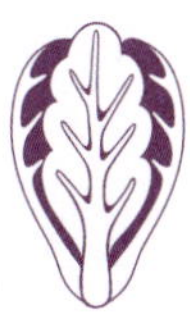

Radicchio

Löwenzahn

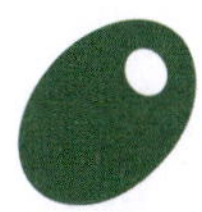

Olive

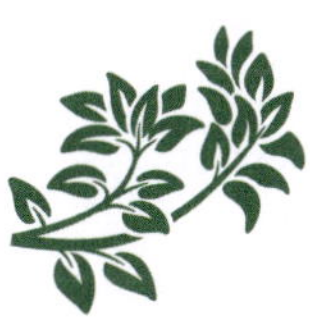

Thymian

Kurkuma

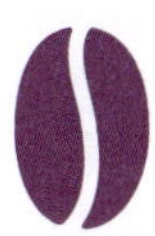

Kaffee

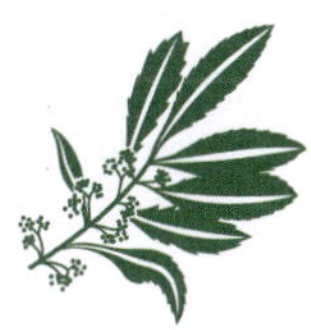

Tee

enthalten, sind neben Chicorée und Artischocken auch noch Rucola, Radicchio und Löwenzahn. Außerdem zählen auch Kaffee und Schokolade mit einem sehr hohen Kakaoanteil dazu. Rosenkohl und Grünkohl, Auberginen, Fenchel und Kohlrabi lassen sich auch noch nennen, wenngleich der Gehalt an Bitterstoffen hier etwas niedriger ist. Bei den Gewürzen sind Kurkuma, Zimt oder Thymian gute Bitterstoff-Träger. Sogar Bier enthält in nennenswerter Menge Bitterstoffe, auch wenn es natürlich aus anderen bekannten Gründen nicht von Vorteil für die Leber ist.

Chicorée beispielsweise enthält den Bitterstoff Intybin, dieser verbessert den Gallenfluss und regt die Produktion von Magensäure an, beides sorgt für eine günstigere Fettverdauung. Auch fällt der Insulinspiegel durch einige Bitterstoffe langsamer ab. Das sorgt dafür, dass Sie nicht so schnell eine Heißhungerattacke bekommen.

Auch für die Gewichtsreduktion sind Bitterstoffe Gold wert, sie docken nämlich an den Darmzellen an, die das Hormon GLP-1 produzieren. Dieses wiederum spielt eine wichtige Rolle für das Sättigungsgefühl. Bittere Stoffe im Essen führen also letztlich dazu, dass weniger gegessen wird, und helfen so beim Abnehmen.

Nahrungsergänzungsmittel sind nicht sinnvoll

Bei unserer heutigen Lebensweise, die von Hektik und Stress bestimmt wird, ist es kein Wunder, dass der Markt für Nahrungsergänzungsmittel boomt und mittlerweile ziemlich unübersichtlich geworden ist. So gibt es gerade auch für das Zuführen von Bitterstoffen verschiedene Mittel, häufig in Form von Tropfen, die dafür sorgen sollen, dass die positiven Effekte dieser Stoffe dem Körper auf einfache Art und Weise zugeführt werden können. Für Menschen, die keine Ruhe und keine Lust haben, sich intensiv mit dem Thema Kochen auseinanderzusetzen und zu schauen, wie man eben beispielsweise Bitterstoffe sinnvoll in den eigenen Speiseplan integrieren kann, scheinen solche Ergänzungsmittel also eine tolle Alternative.

Erinnern Sie sich an die empfohlene Menge an Gemüse pro Tag (siehe Seite 111): drei Portionen, mindestens 300 Gramm. In Studien wurde festgestellt, dass fast 90 Prozent der Deutschen täglich weniger als 250 Gramm Gemüse zu sich nehmen.

Hersteller von Nahrungsergänzungsmitteln „spielen" mit solchen Informationen und suggerieren, die Lücke könne mit ihren Präparaten aufgefüllt werden. So werden beispielsweise Erkenntnisse aus wissenschaftlichen Studien über die Wirkung von Gemüse direkt auf die Extrakte übertragen. Eine solche Übertragung ist jedoch wissenschaftlich falsch, da es nicht möglich ist, exakt die gleiche Menge an Vitaminen oder sekundären Pflanzenstoffen aus einem Gemüse in einen Extrakt zu überführen. Auch wird von den Herstellern bisweilen suggeriert, die Mengen, die ein Mensch täglich brauche, seien erheblich höher als die besagten drei Portionen Gemüse und zwei Portionen Obst. Damit soll ein schlechtes Gewissen erzeugt werden, das uns noch schneller zu den Ergänzungsmitteln greifen lässt.

HARTNÄCKIGER MYTHOS: Immer wieder stößt man auch auf die Behauptung, dass in unserem Obst und Gemüse nicht mehr ausreichend wichtige Mikronährstoffen enthalten seien. Sie würden zu früh geerntet und zu lange in Containern rund um die Welt geschippert, heißt es dann. Es konnte mehrfach bewiesen werden, unter anderem vom Bundesinstitut für Risikobewertung, dass das nicht stimmt.

Tatsächlich weist beispielsweise eine Studie der Deutschen Gesellschaft für Ernährung (DGE) nach, dass es hierzulande keine Vitaminunterversorgung gibt, die weitaus meisten Menschen sind durch ihre normale Nahrungsaufnahme ausreichend versorgt. Trotzdem greifen gerade diejenigen gerne zu Ergänzungsmitteln, die ohnehin schon einen gewissen Fokus auf ausgewogene und gesunde Ernährung setzen. Dieser scheinbare Widerspruch ist auflösbar, hier findet eine Art Überkompensation statt: Wer Wert auf eine gute Versorgung legt, tendiert offenbar leicht dazu, diese über das gesunde und ausreichende Maß hinaus zu fördern.

Mithin ist die Nutzung von Nahrungsergänzungsmitteln grundsätzlich kritisch zu sehen. Für Ihre Ernährungsumstellung und die Veränderung Ihres Lebensstils brauchen Sie sie jedenfalls nicht. Und haben Sie wirklich ein gutes Gefühl dabei, etwas einzunehmen, bei dem es heißt: Bei Mäusen hilft es doch auch! Oder es kann ja nix schaden, ein Zuviel scheide ich eben aus? Aber das ist ein Irrtum.

Zu viel Ergänzung kann gefährlich werden

Jeder kann Nahrungsergänzungsmittel nach Gutdünken und ohne Rezept kaufen – etwa in Apotheken, Drogerien, Supermärkten und im Internet. Die Angebotspalette ist riesig. Dem Gesetz nach gehören Nahrungsergänzungsmittel zu den Lebensmitteln, weil sie dem Körper lediglich Nährstoffe zuführen, und können deshalb auch anders gehandelt werden als etwa Arzneimittel.

Nahrungsergänzungsmittel unterliegen in der Regel keiner Qualitätskontrolle, denn im Gegensatz zu Medikamenten braucht es für Nahrungsergänzungsmittel keine langwierigen Zulassungsverfahren. Weder in Deutschland noch in der EU gelten gesetzliche Grenzwerte für die Gehalte an Vitaminen und Mineralstoffen. Die Hersteller sind schlicht selbst verantwortlich für das, was sie in den Handel bringen. Es ist in den vergangenen Jahren ein Markt entstanden, der bedient werden will und der häufig keine Rücksicht auf die Qualität und Sinnhaftigkeit seiner Produkte nimmt. Vor allem fehlen Regelungen, die Höchstmengen für die in solchen Mitteln enthaltenen Stoffe festlegen. Zwar ist seit langem in der EU eine einheitliche Regelung vorgesehen, doch konnte diese bisher nicht verbindlich festgelegt werden. Das führt dazu, dass sich viele Mittel auf dem Markt befinden, die teils sogar gesundheitsschädliche Konzentrationen von Vitaminen und weiteren Stoffen enthalten, ohne dass eine wirksame Kontrolle möglich wäre. So kann beispielsweise eine zu hohe Konzentration von Vitamin A im Hinblick auf die Leber die Herausbildung einer Fibrose (siehe Seite 24) begünstigen. Anders als bei Medikamenten ist es auch nicht möglich, Wechselwirkungen zwischen verschiedenen Ergänzungsmitteln oder zwischen solchen Mitteln und Medikamenten nachzuvollziehen, da solche Wirkungen schlicht nirgends gemeldet werden müssen.

Übrigens ist die Vermittlung des Eindrucks eines Arzneimittels verboten. Anbieter von Vitaminen und Mineralstoffen dürfen nicht behaupten, dass ihre Produkte pharmakologisch wirken. Alle gesundheitsbezogenen Aussagen – etwa bei der Bewerbung der Produkte – müssen in Einklang mit den zugelassenen nährwert- und gesundheitsbezogenen Aussagen der EU, den sogenannten Health Claims, stehen. Diese Health Claims dienen vor allem dem Verbraucherschutz und sollen vor Versprechen schützen, für die es bisher keine wissenschaftlichen Belege gibt.

So können Sie sich motivieren!

Wenn Sie jetzt starten, tun Sie nicht nur etwas für Ihre Leber, sondern für Ihre Gesundheit insgesamt.

Klar ist, die Crash-Diät-Methoden haben nichts mit einer nachhaltigen Umstellung Ihres Lebensstils zu tun. Das mag im ersten Moment schade sein und entmutigend wirken, doch nehmen Sie sich einen Moment Zeit und denken genauer darüber nach: Solange Sie nicht bereits im Stadium einer fortgeschrittenen Leberfibrose oder gar einer Zirrhose sind, haben Sie durchaus ein wenig Zeit, um sich in Ruhe der Umstellung Ihrer Lebensgewohnheiten zu widmen. Das ist doch eine gute Botschaft: Sie können Ihre ganz persönlichen Veränderungen des Alltags in aller Ruhe angehen.

Niemand kann es bestreiten: Die Verhaltensweisen und Ernährungsgewohnheiten, die Sie über die letzten Jahre oder Jahrzehnte erworben haben, werden sich nicht von heute auf morgen radikal umstellen lassen. Im Satz „Der Mensch ist ein Gewohnheitstier" steckt ein ordentliches Fünkchen Wahrheit. Gewohnheit bedeutet gefühlte Sicherheit, verspricht wenig Stress und eine ruhige Zeit. Deshalb ändern wir Gewohnheiten auch nur äußerst ungerne.

FÜNF VERSUCHE: Forschende haben herausgefunden, dass es durchschnittlich fünf Anläufe braucht, um eine einmal anvisierte größere Veränderung im Lebensstil auch dauerhaft umzusetzen. Etwas scherzhaft gesagt haben Sie immerhin vier Versuche gut, bevor tatsächlich so etwas wie Erfolg sichtbar werden sollte. Also: Nicht verzagen. Niemand hält Sie davon ab, einen neuen Anlauf zu nehmen, solange Sie weiterhin von der Sinnhaftigkeit Ihres Tuns überzeugt sind.

Sprache ist „verräterisch". Sagen Sie sich: „Ja, es müsste sich wirklich mal was verändern und ich sollte deutlich schlanker sein"? Oder lautet Ihr Satz: „Ich bin entschlossen, etwas dafür zu tun, schlanker zu werden"? Ist Variante zwei die Ihre: Gratulation! Sie können direkt mit der Veränderung loslegen. Doch Variante eins? Fragen Sie sich ehrlich, wie dieses „müsste" und „sollte" denn zustande kommen soll. Fällt das vom Himmel? Oder werden Sie selbst aktiv werden müssen? Natürlich ist Letzteres der Fall, und das ist der Beginn aller persönlichen Veränderung. Das ist Ihre große Chance: Sie haben es selbst in der Hand. Sie können die Veränderungen mit den nur schwer veränderbaren Anforderungen Ihres Alltags (Arbeitszeiten, Kindererziehung beispielsweise) abgleichen und festlegen, wo Sie Ihre Ansatzpunkte für den Wandel sehen. Können die Großeltern ab und zu mal auf die Kinder aufpassen? Dann wäre das doch vielleicht ein Zeitfenster für eine sportliche Aktivität. Gibt es bei Ihnen im Büro jemanden, der bereits Erfahrungen mit einer veränderten Ernährung hat? Gehen Sie auf ihn zu und tauschen Sie sich aus. Möglichkeiten finden sich immer, wenn der Wille zur Veränderung vorhanden ist.

Grundsätzlich gilt: Je eher Sie die Veränderungen angehen, desto mehr Zeit und Ruhe bleibt, um sie umzusetzen. Die Eigenschaft der Leber, nicht schon frühzeitig durch Schmerzen anzukündigen, dass es ihr nicht gut geht, ist da nicht so richtig hilfreich. Hier ist auf die Wichtigkeit regelmäßiger Check-ups beim Hausarzt hinzuweisen, bei dem vor allem anhand der Leberwerte eine Früherkennung stattfinden und eine weitere Diagnostik durchgeführt werden kann.

Veränderungsverläufe – ein Modell

In der Forschung konkurrieren häufig verschiedene Modelle, um Dinge genauer zu beschreiben, doch bisweilen gibt es auch welche, auf die sich die Forschungsgemeinschaft im Großen und Ganzen einigen konnte. Ein solches Modell, mit dem sich der Ablauf von Veränderungen gesundheitsrelevanter Gewohnheiten beschreiben lässt, ist das sogenannte Transtheoretische Modell (TTM) der amerikanischen Forscher James Prochaska und Carlo DiClemente. Die beiden Psychologen haben durch Beobachtungen von mehr als 100 000 Patienten ein sechsstufiges Modell herausgefiltert, das alle Motivations- und Rückschlagphasen von Veränderungsprozessen berücksichtigt und in eine logische Reihenfolge bringt. Bezogen auf das Ansinnen, Ihren Lebensstil und Ihre Ernährungsgewohnheiten umzustellen, um zuallererst Ihre Leber wieder in Form zu bringen und damit auch allgemein Ihrer Gesundheit zu dienen, sehen diese sechs Stufen wie folgt aus:

1 **PHASE DER ABSICHTSLOSIGKEIT:** Sie denken noch gar nicht darüber nach, etwas zu verändern. Ihre Leber spüren Sie nicht, das Essen schmeckt, das Bier dazu auch, und die paar Pfund Übergewicht, naja: Wer hat die nicht, so schlimm ist das also wirklich nicht. Klar, zwischendurch überlegen Sie schon das eine oder andere Mal, ob sich nicht mal was verändern ließe. Immerhin kommt da ab und zu auch mal ein dezenter Hinweis aus dem Bekanntenkreis, dass Ihr Bäuchlein früher noch nicht vorhanden war. Bisher haben solche Hinweise bei Ihnen eher Widerwillen und Trotz ausgelöst. Verdrängung ist Ihre bevorzugte Strategie, mit solchen Anflügen von Realität umzugehen. Raus aus der Komfortzone? Keine Chance. Das (noch) vorherrschende Gefühl ist: Es wird schon irgendwie ohne Veränderungen weitergehen.

2 **PHASE DER ABSICHTSBILDUNG:** Sie überlegen, im Laufe des nächsten halben Jahres doch mal eine Veränderung anzugehen. Die reine Trotzphase ist jetzt einer leichten Panik gewichen, Denkprozesse sind ins Rollen geraten, nachdem vielleicht Ihre Leberwerte zum wiederholten Male nicht im grünen Bereich waren. Doch alles, was Sie in diesem Moment vor sich sehen, ist ein scheinbar unbezwingbarer Berg an Anforderungen. Das (noch) vorherrschende Gefühl ist: Wie soll ich die notwendigen Veränderungen nur schaffen?

3 **PHASE DER VORBEREITUNG:** Jetzt wird's spannend. Sie sind soweit, dass Sie sich vorgenommen haben, in den nächsten vier Wochen konkrete Veränderungen einzuleiten. Es ist die Phase, in der große Pläne geschmiedet werden. Ein Termin beim Ernährungsberater (siehe Seite 140) ist gemacht, Sie haben sich ein Buch über die Fettleber gekauft, vielleicht ja dieses, und Sie haben auch schon überlegt, welche Sportarten für Sie infrage kommen, um den Bewegungsaspekt abzudecken. All das klingt richtig gut und Sie sind schon ziemlich zufrieden mit sich, dass Sie überhaupt so weit gekommen sind. Konkret umgesetzt haben Sie allerdings noch nichts. Das vorherrschende Gefühl ist: Ich mache doch was, und irgendwie muss das doch reichen.

4 PHASE DER HANDLUNG: Jetzt geht es los. Sie beginnen, Ihr Leben zu ändern. Sie verzichten auf liebgewonnene Essgewohnheiten, das tägliche Glas Bier gehört der Vergangenheit an, neulich haben Sie es sogar eine ganze Woche geschafft, ohne auch nur einen Tropfen Alkohol anzurühren. Super! Ihre Leber, so denken Sie, wäre stolz auf Sie, wenn das möglich wäre. Sie spüren geradezu, wie sich die Verfettung des Organs zurückzubilden beginnt. Gleichzeitig aber merken Sie auch, dass der Gegner, der sich „Alte Gewohnheiten" nennt, noch nicht aufgegeben hat. Er kommt zurück und ist mächtig. Manchmal gewinnt er sogar die eine oder andere Schlacht und Sie weichen von den neuen Plänen ab. Das vorherrschende Gefühl ist: Veränderung ist möglich, ich bin auf dem Weg, aber es ist verdammt schwer.

5 PHASE DES DURCHHALTENS: Ein gutes Stück Weg liegt bereits hinter Ihnen. In dieser Phase haben Sie bereits seit mehr als sechs Monaten die Veränderungen Ihres Lebensstils ziemlich konsequent umgesetzt und dürfen stolz auf sich sein. Gleichwohl ist sie immer noch da, die Versuchung und die Macht der alten Gewohnheiten. Neulich erst rief die Bierkiste im Supermarkt so laut nach Ihnen, dass Ihre leise wimmernde Leber keine Chance hatte, sich Gehör zu verschaffen. Es ist sogar möglich, dass Sie in dieser Phase einen größeren Rückfall erleiden und noch einmal in Phase zwei oder drei neu beginnen. Denken Sie an die fünf Anläufe (siehe Seite 131), die Menschen durchschnittlich brauchen, um wirklich dauerhafte Veränderungen in Ihrem Leben zu installieren. Das vorherrschende Gefühl ist: Es kann und wird gehen, aber ich bin noch recht instabil und schaffe es noch nicht, den neuen Stil endgültig und komplett umzusetzen.

6 PHASE DER STABILISIERUNG: Glückwunsch, es ist geschafft! Hier haben Sie endlich die Phase, in der Sie eins auf gar keinen Fall wollen: einen Rückfall in alte Zeiten. Und deshalb schaffen Sie es auch spielend, den neuen Lebensstil beizubehalten. Denn aus diesem neuen Stil ist jetzt schlicht und ergreifend Gewohnheit geworden, Ihre Leber hat optimale Größe und verfettete Leberzellen gehören einer fernen und merkwürdigen Vergangenheit an. Das vorherrschende Gefühl ist: Ich fühle mich wohl in meiner aktuellen Lebensführung und spüre keine Gefahr, in die schlechten alten Gewohnheiten zurückzufallen.

Bleiben Sie realistisch

Merken Sie etwas? Das TTM-Modell enthält nicht zuletzt auch eine ungeheuer entlastende Komponente. Es kalkuliert nämlich den zuvor oftmals erwähnten inneren Schweinehund mit ein und sieht in ihm ein ganz besonderes Tier, dem wir nicht entkommen, indem wir es einfach aussperren.

DER INNERE SCHWEINEHUND: Natürlich hat dieses Geschöpf auch einen wissenschaftlichen Namen. In der Gesundheitspsychologie nennt man ihn „Intentions-Verhaltens-Lücke". Dieser Begriff beschreibt den natürlichen Unterschied zwischen dem, was wir uns regelmäßig vornehmen, und dem, was wir letztlich im konkreten Verhalten daraus machen. Für die Lücke sind verschiedene psychologische Abläufe verantwortlich, die wir nur begrenzt willentlich steuern können, weil sie uns unter anderem Sicherheit vermitteln.

Der Schweinehund kümmert sich aus seiner Sicht sogar ganz besonders liebevoll um seinen Besitzer. Er versucht, ihn vor der Gefahr des Neuen zu beschützen, indem er ihn das Gewohnte in den schillerndsten Farben sehen lässt und versucht, ihn genau dort zu halten, wo doch alles sicher, bekannt und angenehm war. Der Schweinehund ist der Hüter Ihrer Komfortzone und diesen Job macht er oft ganz besonders perfekt.

In dieser Komfortzone befinden sich auch Ihre bisherigen Ernährungsgewohnheiten und zu Ihrem alten Lebensstil gehörte es, die Komfortzone auf keinen Fall zu verlassen, denn sie verspricht ja nicht umsonst genau das: Komfort. Und das ist nicht so negativ, wie wir uns versuchen, einzureden, wenn wir spüren, dass Veränderungen notwendig sein werden, um eine Verbesserung zu erreichen, in Ihrem Fall also ganz konkret die Revitalisierung Ihrer Leber.

Die Komfortzone verschafft Ihnen Entlastung. Sie ist dazu da, Ihr Stresslevel in einem erträglichen Bereich zu justieren und Sie handlungsfähig zu halten. Indem Sie viele Routinehandlungen ausführen, signalisieren Sie Körper und Geist, dass alles in Ordnung ist und weder Kampf noch Flucht, die klassischen Stressreaktionen, anstehen. Das ist psychologisch etwas Positives und zum Paradoxon des Lebens gehört es, dass innerhalb dieser positiven Sphäre Verhaltensweisen entstehen können, die negative Auswirkungen auf Ihre

Gesundheit haben. Wichtig ist somit herauszufinden, wann Sie Ihrem Schweinehund Auslauf geben und ihn einfach gewähren lassen und wann Sie ihn an die Kette legen und in den Käfig sperren sollten. Und wie Sie das schaffen. Dabei kann das sogenannte SMART-Modell eine entscheidende Rolle spielen.

Bleiben Sie SMART

Bei der Frage, wie Sie es schaffen, von eher vagen „Ich müsste eigentlich mal"-Vorsätzen in konkrete Handlungen zu kommen, die Sie immer mal wieder aus Ihrer Komfortzone hinausführen, lohnt es sich, sich am SMART-Modell zu orientieren. Es ist ein Modell, das sich bewährt hat, wenn es darum geht, seine Ziele klar zu formulieren. Die fünf Buchstaben stehen für die Begriffe „spezifisch", „messbar", „attraktiv", „realistisch" sowie „terminiert".

Nehmen wir ein Beispiel, das sich auf Ihren Plan der Leber-Revitalisierung über eine Veränderung Ihrer Ernährungsgewohnheiten anwenden lässt. Definieren Sie ganz konkret, also spezifisch, welche liebgewonnene, aber als leberschädlich erkannte Gewohnheit Sie langfristig ändern möchten. Gehört es beispielsweise zu Ihren Ritualen, abends vor dem Fernseher noch eine halbe Tafel Ihrer Lieblingsschokolade zu genießen? Dann definieren Sie ganz konkret, dass Sie künftig die Schokolade an einigen Tagen vielleicht durch ein paar Nüsse ersetzen wollen, die Ihre Leber deutlich weniger belasten. Wenn es Ihnen beim Visualisieren des Plans hilft, schreiben Sie sich dieses Vorhaben ruhig auf, sodass Sie es sich immer wieder im wahrsten Sinne des Wortes vor Augen führen können.

Um zu verhindern, dass Sie sich irgendwie durchmogeln und die bisherige Schokoladenration inklusive all Ihrem Zucker doch wieder den Weg zu Ihrer Leber findet, sollte die Veränderung leicht zu überprüfen, also messbar, sein. Sie haben bisher wirklich jeden Abend diesem Ritual gefrönt? Dann nehmen Sie sich doch vor, ab sofort an vier von sieben Tagen der Schokolade auf die eine oder andere Weise zu entsagen. Auch hier: Schreiben Sie sich gerade am Anfang ruhig auf, an welchen Tagen Ihnen das gelungen ist. Wenn bis zum Sonntag erst drei Tage auf der Liste stehen, wissen Sie, dass es vor dem Beginn der neuen Woche zumindest keine Schokolade als Motivation geben wird, so bedauerlich Ihr Schweinehund das auch finden mag.

IHRE SMARTEN ZIELE

Probieren Sie die SMART-Methode einfach aus. Ziele aufzuschreiben kann Ihnen helfen, am Ball zu bleiben.

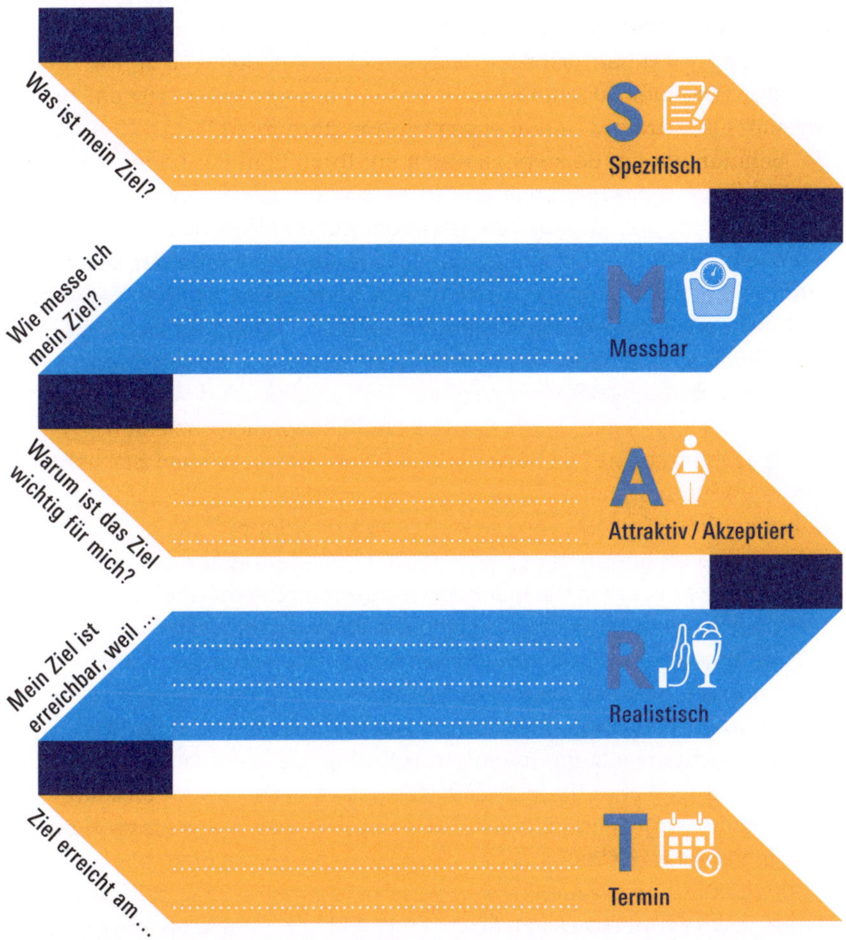

Beim A wie attraktiv wird es interessant. Dieser Buchstabe sagt also, dass Sie sich Ziele setzen sollten, auf die Sie tatsächlich Lust haben. Aber: Lust, auf die leckere Schoki zu verzichten? Wer hat das schon ... Definieren Sie „Lust" in diesem Fall etwas großzügiger. Sie haben Lust, eine Ernährungsgewohnheit zu verändern, die Sie eindeutig als leberschädlich erkannt haben. Und beruhigen Sie sich außerdem dadurch, dass Sie „Lust" einfach mit der Bedeutung des vierten Buchstabens kombinieren: Sie müssen nicht zwangsläufig sofort komplett mit der alten Gewohnheit brechen. Realistische Schritte führen in der Regel letztendlich schneller und sicherer zum Ziel als die radikale Variante. Ein solcher kleiner Schritt ist es auch, sich an drei Tagen zumindest ein kleines Stück der leckeren Schokolade zu gönnen und sich konkret zu überlegen, an den anderen Tagen eine gesündere Variante wie die erwähnten Nüsse an die Stelle der Schoki treten zu lassen.

Und vergessen Sie nicht sich einen Termin zu setzen: Schreiben Sie sich ganz konkret auf, an welchen Abenden Sie sich den Genuss der Schokolade gönnen wollen und an welchen Ihnen der Verzicht leichter fällt. Sonntagabend und Sie haben den Stress der neuen Woche bereits vor Augen? Hier darf das Stück Schoki helfen, aber eben nur, wenn Sie vorher bereits auf Ihre vier Verzicht-Tage gekommen sind. Diese Methode hilft in kleinen Schritten, aber ohne die Wahrscheinlichkeit, gleich wieder einzuknicken, Veränderungen anzustoßen, die sich dann im Laufe der Zeit zu neuen und besseren Gewohnheiten ausbilden können.

Unterstützung finden

Wie bereits zuvor mehrfach erwähnt und enorm wichtig: Sie sind nicht allein bei Ihren Bemühungen zur Ernährungsumstellung und zur Änderung Ihres Lebensstils und Sie sollten es auch nicht sein. Allein kämpfen ist immer schwierig. Die Durchhänger in der Motivation kommen bestimmt, die Waage will und will einfach nicht weniger anzeigen, die letzten neuen Rezepte schmecken nicht so richtig, der Stress im Alltag oder Beruf ist hoch und triggert das Verlangen nach etwas Ungesundem zwischendurch. Die wenigsten Menschen sind innerlich so gefestigt, dass sie dann trotzdem einfach immer weiter gehen und die einmal anvisierten Veränderungen weiter konsequent durchziehen. Die Gefahr, in alte Muster zurückzufallen und damit schnell auch die bisherigen Erfolge zu gefährden, ist nicht von der Hand zu weisen. Oder wir gehen noch einen Schritt weiter zurück: Sie haben noch gar nicht angefangen mit dem Abnehmprogramm, dem Sport und dem ganzen Lebensstilwandel. Sie würden gerne, sitzen aber ein wenig ratlos auf dem Sofa und wissen nicht so recht, wie Sie anfangen sollen. Im Grunde brauchen Sie nur noch den letzten Anstoß, einen kleinen Schubser, um loszulegen, aber irgendwie ist niemand da, der sich darum kümmert.

Gemeinsam geht alles ein bisschen besser

Die Erfahrung, dass das engere und weitere Umfeld nicht automatisch die Änderung des eigenen Lebensstils und der Ernährung unterstützt, ist leider verbreitet und doch müsste sie es nicht sein. Wenn Sie sich dem Problem Fettleber widmen wollen und eine Ernährungsumstellung planen, holen Sie Ihr näheres Umfeld mit ins Boot. Sprechen Sie mit Ihrer Familie und loten Sie aus, wer bereit ist, Ihnen Unterstützung zu gewähren und zumindest den einen oder anderen Teil der Umstellung mitzumachen. Meine Erfahrung zeigt, dass das ein wesentlicher Erfolgsfaktor ist.

Schlagen Sie vor, gemeinsam zu kochen und sich ab und zu, beispielsweise am Sonntagabend, die Zeit zu nehmen, um ein gemeinsames „Event" daraus zu machen. Das kann auch am Samstag schon beim gemeinsamen Einkauf beginnen, vor allem aber geht es um die Freude daran, zusammen etwas auf den Tisch zu zaubern, das nicht nur gesund, sondern auch schmackhaft und sättigend ist.

Selbst wenn es nicht regelmäßig zu solchen größeren Kochaktionen kommt, bleibt es wichtig, sich so viel Unterstützung wie möglich zu sichern, um bei der Stange zu bleiben. Sprechen Sie auch im Freundes- und Bekanntenkreis Ihr Anliegen offen an, nicht selten melden sich plötzlich andere, denen es ähnlich geht und die auch ein wenig Sorge haben, die Motivation gleichmäßig hoch halten zu können. Tauschen Sie Rezepte aus, geben Sie sich gegenseitig Tipps für leckere gesunde Zutaten und unterstützen Sie auch andere Menschen dabei, mit einer Änderung des Lebensstils und der Ernährung zu beginnen, wenn Sie merken, dass es dort einen entsprechenden Bedarf gibt.

Übrigens: Bei der Unterstützung geht es nicht nur darum, sich welche zu holen, sondern Sie können auch selbst unterstützend wirken. Wenn Sie die Umstellung Ihres Lebensstils schaffen, sind Sie damit automatisch auch Vorbild für andere, die sehen, dass dieses Vorhaben klappen kann, wenn man will. Sie zeigen Selbstwirksamkeit und motivieren damit auch andere Menschen. Diese Vorbildfunktion ist gesellschaftlich wichtig, da Menschen sich gerne an anderen orientieren, um ihren Weg zu finden.

Ernährungsberatung kann helfen

Eine weitere gute Idee, gerade zu Beginn einer Ernährungsumstellung, aber auch, wenn es mit der Unterstützung im privaten Bereich doch eher hakt, kann der Kontakt zu einem externen Ernährungsberater sein. Hier genießen Sie den Vorteil einer unabhängigen Beratung, bei der nicht, wie im Freundeskreis, auf eventuelle persönliche Streitigkeiten oder Ähnliches Rücksicht genommen werden muss.

Achten Sie bei der Suche nach einer sinnvollen Ernährungsberatung darauf, dass der Berater eine entsprechende Ausbildung genossen hat und zertifiziert ist. Ernährungsberater ist kein geschützter Beruf, grundsätzlich kann sich also jeder so nennen und entsprechende Dienstleistungen anbieten. Seriöse Berater haben eine Ausbildung genossen, die sich an den Vorgaben der Deutschen Gesellschaft für Ernährung orientiert. Diese Ausbildungen finden meistens im Rahmen eines Fernstudiums statt und weisen inhaltlich in der Regel unterschiedliche Schwerpunkte auf. Die Grundlagen einer gesunden Ernährung wird jedoch jeder Berater, der eine solche Ausbildung durchlaufen hat, kennen und sich durch entsprechende Fortbildungen und Spezialisierungen ein erweitertes Wissen verschafft haben. Unter Umständen wird ein Teil einer Ernährungsberatung durch die Krankenkasse übernommen, das muss indes im Einzelfall mit der Kasse geklärt werden.

PROFESSIONELLE MOTIVATION: Auf der Webseite der Deutschen Gesellschaft für Ernährung (www.dge.de) gibt es eine Suchfunktion für Ernährungsberater in Ihrer Region. Mit ein wenig Recherche lassen sich auch Ernährungsberater finden, die gezielt Beratung zu Ernährung in Zusammenhang mit Leberproblemen anbieten.

Da die Zahl der Menschen mit solchen Problemen wächst, wird sich dieses Angebot in den kommenden Jahren eher erhöhen, denn hier ist schlicht und ergreifend auch ein Markt entstanden, der bedient werden möchte.

Ziel einer solchen Beratung ist es, Ihre Ernährung ganz gezielt auf die Bedürfnisse auszurichten, die durch Ihre Leberprobleme vorhanden sind. Dazu wird der Berater in der Regel einen konkreten Ernährungsplan mit Ihnen ausarbeiten, der sich auch an Ihren persönlichen Rahmenbedingungen orientiert. Der Vorteil einer solchen Beratung ist also, dass Sie mit der Ernährungsumstellung daheim nicht von null beginnen müssen, sondern gewissermaßen ein Starterkit mitbekommen, das Ihnen einen eleganten Einstieg in veränderte Ess- und Trinkgewohnheiten verschafft und zusätzlich noch das gute Gefühl vermittelt, fachkundige Unterstützung zu nutzen.

Diese fachkundige Unterstützung werden Sie natürlich nicht zuletzt auch durch Ihren Arzt bekommen, der allerdings nicht die zeitlichen Ressourcen besitzen wird, eine ausführliche Ernährungsberatung durchzuführen. Tipps und Hinweise wird er Ihnen jedoch mit Sicherheit geben und vielleicht kennt er auch gute Ernährungsberater in räumlicher Nähe zu Ihrem Wohnort, sodass eine umständliche Suche von vornherein entfällt. Fragen Sie einfach nach.

DIE KRAFT DER PAUSEN

Die beste Leistung erbringen zu können, ist immer eine Frage von Belastung und Entspannung. Das ist auch bei der Leber so. Daher: Sprechen wir über Pausen.

Warum die Leber Ruhe braucht

Wer immer nur arbeitet und keine Pausen macht, ist irgendwann erschöpft. Stress und zu wenig Schlaf nehmen der Leber die wichtige freie Zeit.

Eine der größten Zivilisationskrankheiten könnte man unter dem Stichwort „24 Stunden on" zusammenfassen. Es ist eine der ganz entscheidenden Entwicklungen unserer Zeit, die sich schon mit der Arbeit im Schichtdienst abzeichnete und mit den Möglichkeiten der Digitalisierung beziehungsweise durch die ständigen Erreichbarkeit per Smartphone und Co beschleunigt hat. Hatte Frank Sinatra noch in den 1980er Jahren New York als die Stadt besungen, die niemals schläft, so leben wir mittlerweile in einer Gesellschaft, die niemals schläft und nicht zuletzt deshalb in einem immer höheren Erregungszustand ist. Spätestens mit dem Ende des 19. Jahrhunderts gilt die Figur des Müßiggängers als negativ behaftet. Der Müßiggänger ist unproduktiv, er leistet nichts für die Gesellschaft und lebt auf Kosten anderer. Angesehen ist nun, wer viel arbeitet, Werte schafft und nicht ruht. Fleiß und Disziplin sind die höchsten Werte. Bis heute gelten diese Werte in der Arbeitswelt, und als ob das nicht oft schon problematisch genug wäre, haben wir diese Sichtweise mittlerweile auf das Privatleben übertragen. Auch hier: niemals ruhen, kein Sofa, kein süßes Nichtstun, wenig Schlaf und dafür ständig „on". Immer erreichbar, immer produktiv, stets präsent. Über Folgen wie Burn-out, Depression und chronische Krankheiten müssen wir nicht reden, die Erkrankungszahlen sprechen für sich.

Schauen wir auf unseren Lebensstil, so ist heute leider nur allzu oft die Leber das Organ, das niemals schläft, niemals schlafen kann und darf, weil wir es nicht zulassen. Das sollte sich unbedingt ändern. Denn der Stress, dem wir täglich ausgesetzt sind, zeigt auf verschiedenen Ebenen seine Wirkung – und hat somit unmittelbaren Einfluss auf Ihre Leber. Die aktive Dauerpräsenz in Job und Privatleben führt bei vielen Menschen nicht zuletzt auch dazu, dass der dadurch entstehende Stress irgendwie kompensiert werden muss. Ablenkung und schnelle Bedürfnisbefriedigung sind gefragt, um danach sofort wieder durchstarten zu können und die persönliche Drehzahl hochzuhalten. Diese Ablenkung besteht leider nicht selten aus Essen und anderen Genussmitteln. Nicht umsonst sind in der deutschen Sprache Worte wie „Frustessen" (oder auch „Frustsaufen") entstanden: Frust, egal ob im Job, in der Beziehung oder auf anderen Gebieten, soll mit Essen und Trinken zugedeckt oder gar erstickt werden. Dem Frust, dem Stress, der Überforderung werden die für den Körper eigentlich sehr positive Energielieferung durch das Essen und die vermeintlich entspannende Wirkung des Alkohols entgegengesetzt – bis das Essen und Trinken selbst wichtige aber gefährliche Instrumente der Stressbewältigung werden. Das führt dazu, dass die Leber allzeit bereit sein muss und rund um die Uhr im Dienst ist. Verantwortlich sind dafür auch ständige Zwischenmahlzeiten und Snacks, die sich viele Menschen gönnen. Die Kekse oder der Schokoriegel zur Frühstückspause mit den Kollegen, das Stück Kuchen am Nachmittag und auch die leckere Knabberei am Abend, wenn die Lieblingsserie auf dem Programm steht.

Der Mythos von den vielen kleinen Mahlzeiten

Erschwerend kommt hinzu, dass es lange Zeit auch die Ernährungsempfehlung gab, über den Tag verteilt immer wieder kleine Mahlzeiten zu sich zu nehmen. Diese Empfehlungen kursieren auch heute noch und erfreuen sich einer gewissen Popularität. Bei diesen Empfehlungen ging man davon aus, dass diese Methode den Stoffwechsel derart anregt, dass er durch die andauernde Tätigkeit möglichst viele Kalorien verbrennen kann. Sinn der Sache war vor allem eine Gewichtsabnahme durch den vermutet hohen Kalorienverbrauch. Das Abnehmen soll auf diese Weise leichter fallen, denn schließlich fühlt sich das dauernde Snacken am Ende gar nicht wie Verzicht an. Im Gegenteil: Abnehmen mit ständigem Essen, das klingt ja wie der heilige Gral. Einzelne Studien kamen dabei auf eine empfehlenswerte – sehr verwunderliche – Anzahl von sage und schreibe 12 bis 14 (!) solcher Mini-Mahlzeiten pro Tag, um die gewünschten Effekte zu erzielen. Pausen zwischen den Mahlzeiten schienen bei dieser Empfehlung wohl überbewertet. Ende der 1990er-Jahre wurde eine große Metastudie zum Thema „Häufigkeit täglicher Mahlzeiten" veröffentlicht, die nachwies, dass es für die Stoffwechselaktivität keinen nennenswerten Unterschied macht, ob mehrmals täglich kleine oder nur wenige große Mahlzeiten gegessen wurden. Die meisten der in dieser Untersuchung analysierten Studien kamen zu einem neutralen Ergebnis. Wichtiger als die Häufigkeit der Nahrungsaufnahme war immer die Energie, die dem Körper insgesamt an einem Tag zugeführt wurde.

Eine weitere Metastudie, für die über hundert Studien herangezogen wurden, widmete sich 2009 dem Zusammenhang zwischen Essenshäufigkeit und Gewichtsabnahme. Auch hier kam man zum Ergebnis, dass dieser Zusammenhang lediglich konstruiert ist und es darüber hinaus keine gesundheitlichen Vorteile bei der Aufnahme vieler kleiner Mahlzeiten gebe. Tatsächlich ergab sogar 2012 eine Studie der Universität Maastricht, die mit zwei Männergruppen durchgeführt wurde, das die Gruppe, die nur drei Mahlzeiten am Tag zu sich nahm, positive Auswirkungen auf den Blutzuckerspiegel zeigte und insgesamt satter war, als die Vergleichsgruppe, die 14 kleine Mahlzeiten aß. Und wie Sie nun wissen: Dass Sie Ihren Blutzucker im Griff haben, spielt gerade für Ihre Leber eine wichtige Rolle (siehe Seite 20).

ESSEN SIE IN RUHE: Nicht nur die Regelmäßigkeit und die Frequenz der Nahrungsaufnahme spielt für Ihre Gesundheit eine Rolle, auch die Atmosphäre, in der Mahlzeiten eingenommen werden, wirkt sich auf die Verarbeitung der Nahrung aus. Langsames und bewusstes Essen verhindert zum einen überschüssige Nahrungsaufnahme und hat zum anderen psychologische Effekte, die dem Körper insgesamt mehr Ruhe verschaffen und ihn effektiver arbeiten lassen.

Für den Stoffwechsel sind geregelte Mahlzeiten wichtig, denn der sogenannte thermische Effekt, also die Energie, die der Körper für die Verdauung aufwendet, ist umso höher, je regelmäßiger der Mensch isst. Die Wahrscheinlichkeit der Gewichtsabnahme steigt also mit der Regelmäßigkeit der Mahlzeiten und damit auch mit der Regelmäßigkeit der Pausen für Ihre Leber.

Wie viele Mahlzeiten sollen es denn nun sein?

Dass es wenig sinnvoll ist, eine zweistellige Zahl an Mahlzeiten am Tag zu sich zu nehmen, ist leicht nachzuvollziehen. Doch gibt es die eine konkrete Zahl, die Gesundheit und stabiles Gewicht oder eine Reduzierung von Übergewicht garantiert? Auch hier gilt: Lassen Sie sich nicht verrückt machen. Mit drei großen Mahlzeiten zu den üblichen Zeitpunkten machen Sie nichts falsch, sind es fünf, mit kleinen Zwischenmahlzeiten, ist das auch nicht das Ende der Welt. Es kommt vor allem darauf an, was Sie essen und dass Ihre Energiebilanz nicht kippt (siehe Seite 17), sie sich also nicht deutlich mehr Energie zuführen, als sie abbauen können. Eine echte Empfehlung hinsichtlich der Menge der täglichen Mahlzeiten spricht beispielsweise auch die Deutsche Gesellschaft für Ernährung nicht aus. Der Grund liegt schlicht darin, dass alle Studien, die zu diesem Thema bisher durchgeführt wurden, keine echte wissenschaftlich fundierte Aussagekraft besitzen.

Hinsichtlich der Lebergesundheit sind zwei unterschiedliche Aspekte wichtig: zum einen der Abnehmeffekt, zum anderen die Frage der Pausen. Was die Gewichtsreduzierung angeht, gibt es ein paar oberflächliche Argumente für mehr als drei Mahlzeiten, vor allem eine Reduzierung des Hungergefühls und die Vermeidung von Heißhungerattacken werden hier ins Feld geführt. Da die Erhöhung der Anzahl jedoch häufig auch mit einer deutlichen Erhöhung der Kalorienzufuhr und der Gefahr, falsche Dinge zu essen, einhergeht, ist diese Strategie grundsätzlich eher kritisch zu sehen. Aus Sicht der Pausenbedürftigkeit der Leber sind Sie mit drei Mahlzeiten am Tag auf der sicheren Seite und müssen auf wenig verzichten, wenn Sie gleichzeitig auf ausreichend Bewegung achten und die typischen Leberkiller und Kalorienlieferanten wie Zucker im Zaum halten.

Ein ganz simpler „Trick", dafür aber ein besonders effektiver, ist Struktur. Sowohl das Abnehmen als auch die Kontrolle dessen, was Sie täglich zu sich nehmen, fällt leichter, wenn Sie eine gewisse Struktur und Regelmäßigkeit in Ihren Ernährungs- und Lebensstil einbauen. Betrachten Sie diese Strategie als Teil der Veränderungen in Ihrem Lebensstil, um den es an anderer Stelle in diesem Buch bereits ging. Regelmäßigkeit ist ein echter Booster für die Etablierung eines Lebensstils. Denken Sie an Empfehlungen zur Kindererziehung: Struktur spielt dort unabhängig von verschiedenen Erziehungsstilen immer eine große Rolle, denn Kinder bekommen durch Struktur die notwendige Sicherheit, um sich im Leben zurechtzufinden und lernen zu können.

Wenn wir erwachsen werden, vergessen wir diesen Vorteil häufig, das Leben wirft uns so viele Anforderungen vor die Füße, dass es nicht so einfach ist, Struktur und Regelmäßigkeit weiter beizubehalten oder gezielt einzubauen. Und doch hilft diese Strategie bei allem: Sie reduziert Stress, sie hilft, Dinge einzuhalten, die wir uns vorgenommen haben, sie lässt uns gute Automatismen, sprich: Rituale, in unseren Alltag einbauen und reduziert so Energiefresser. Regelmäßigkeit heißt übrigens nicht, irgendwann in diesen Strukturen zu erstarren und unflexibel zu werden. Sie dient lediglich als Gerüst und Orientierung, innerhalb dessen jede Spontaneität möglich und gewünscht ist.

REGELMÄSSIG FLEXIBEL: Eine ganz andere Ernährungsstrategie verfolgen Flexitarier. Sie verschreiben sich nicht konsequent einem vegetarischen oder gar veganen Ernährungsstil, möchten aber ihren Fleischkonsum verringern. Flexitarismus bietet den Vorteil, die guten Eigenschaften von Fleischkonsum wie die Proteinaufnahme zu nutzen und gleichzeitig die weniger guten Seiten zu reduzieren. Wenn man dabei noch darauf achtet, eher helles Fleisch zu essen, ist das ein guter erster Schritt.

Die Reduzierung der täglichen Mahlzeiten ist der erste große Schritt zu einer solchen Regelmäßigkeit in Ihrem Ernährungsstil. Wenn Sie konsequent nur die drei Hauptmahlzeiten einnehmen und auf Zwischenmahlzeiten wirklich ganz verzichten, schaffen Sie sich einen Zeitkorridor, innerhalb dessen Sie diese Mahlzeiten einnehmen. Das wird sich bei üblichen Arbeitszeiten vermutlich in der Woche und am Wochenende ein wenig unterscheiden, aber es lohnt sich, sich an einigermaßen festen Essenszeiten zu orientieren. Abends sollte das nicht zu spät sein, da Ihr Körper – und das heißt vor allem: Ihre Leber – sonst während des Schlafs über die Maßen mit Verdauungsarbeit beschäftigt ist und eben keine echte Pause machen kann.

Morgens ist es vor allem wichtig, genügend Energie für den Tag mitzunehmen und schon dadurch die Gefahr der Lust auf einen Snack am Vormittag abzumildern. Zum Glück schadet Kaffee Ihrer Leber nicht, sodass Sie auf den klassischen Kick für den Start in den Tag nicht verzichten müssen, wenn Sie zur großen Gemeinde der

Kaffeeliebhaber zählen. Dabei gilt: Sobald Sie Ihren Kaffee mit Milch und Zucker „veredeln“, rutscht er aus der Palette der empfehlenswerten Lebensmittel für die Lebergesundheit raus. Also: ruhig schwarz und stark, um die Lebensgeister zu wecken und den psychologischen Kick-off-Effekt mitzunehmen.

Beim Mittagessen ist die Kontrolle dessen, was Sie essen, häufig am schwierigsten, da viele Menschen diese Mahlzeit außerhalb einnehmen müssen. Sollten Sie also mit dem, was in einer Kantine angeboten wird, oder dem, was Sie sich im Umfeld Ihrer Arbeitsstelle besorgen könnten, Probleme haben Ihrem Ernährungsstil Genüge zu tun, bereiten Sie sich daheim etwas für die Mittagspause vor und halten sich konsequent an dieses Mittagsmahl. Das mag Ihnen schwierig und aufwendig vorkommen, wenn Sie bisher gewohnt waren, den schnellen Snack aus der Imbissbude um die Ecke zu nehmen, aber auch hier hilft die Regelmäßigkeit, um sich zu gewöhnen.

Bauen Sie die Regelmäßigkeit in Ihren Einkaufsplan ein, indem Sie sich ein Standardrepertoire von Lebensmitteln überlegen, von den Sie immer etwas im Haus haben, um gegebenenfalls auch spontan ein leckeres, aber gesundes Essen zu kochen. Diese Zutaten nicht verfügbar zu haben, animiert viel stärker, doch zu ungesunden Alternativen zu greifen. Letztere eliminieren Sie am besten grundsätzlich aus den Vorratsschränken. Jede Tüte Kartoffelchips, die Sie nicht im Haus haben, können Sie auch nicht spontan essen. Simpel, aber wahr und effektiv. Übrigens: Eine regelmäßigere Lebensweise senkt auch die Gefahr von stressigen Überraschungen und ungeplanten Belastungen.

Stress grätscht in den Hormonspiegel

Wie mithilfe neuerer Studien herausgefunden wurde, haben typische Stressreaktionen des Körpers direkte Auswirkungen auf die Leber. Genauer gesagt liegt das am Stresshormon Cortisol. Dieses schüttet der Körper in erhöhter Menge aus, wenn wir unter Druck geraten und Stress entsteht. Ein dauerhaft erhöhter Cortisolspiegel hat dabei Auswirkungen auf den Fettstoffwechsel der Leber. Cortisol bindet sich an einen sogenannten Glucocorticoid-Rezeptor, der dadurch die Bildung eines bestimmten Proteins verhindert. Dieses Protein ist eigentlich dazu da, die Aktivität von Enzymen zu fördern, die den Fettabbau in der Leber vorantreiben. Je mehr Cortisol nun vorhanden ist, desto weniger aktiv ist dieses Protein und es kommt zu weiteren Fettablagerungen in der Leber.

Das bedeutet für Ihre Lebensweise, dass eine Steuerung der Stressbelastung ein wesentlicher Faktor für Ihre Lebergesundheit ist. Stress ist zunächst nichts Ungewöhnliches und ohne Stress wäre die Menschheit sicher nicht dort, wo sie heute ist. Sie kennen vielleicht die typische Beschreibung der „Flucht-oder-Kampf"-Reaktion, mit der gemeinhin erklärt wird, warum Stress schon für den Urmenschen überlebenswichtig war. Dabei geht es um den berühmt-berüchtigten Säbelzahntiger (als Symbol für eine existenzielle Bedrohung), der den Urmenschen anzugreifen droht. Dieser hat nun zwei Möglichkeiten: Er stellt sich dem Kampf oder er flüchtet. Beides sind automatisierte Stressreaktionen, die sich bis heute erhalten haben und uns immer noch in gefährlichen Situationen helfen können.

UNDER PRESSURE: Ungesund wird Stress dann, wenn er nicht abklingen kann und der Körper dauerhaft so handelt, als wenn Stress vorhanden wäre. Dazu gehört auch die beschriebene zu starke Ausschüttung von Hormonen wie Cortisol. Stress hat Auswirkungen auf viele Erkrankungen: von Bluthochdruck über Herz-Kreislauf-Probleme bis hin zu Störungen des Immunsystems. Diese Phänomene erzeugen auch riskante Wechselwirkungen, die die Leberfunktion gefährden.

Darüber hinaus führt übermäßiger Stress häufig zu ungesunden Ernährungsgewohnheiten und beeinflusst auf diese Weise ganz direkt auch Ihre Lebergesundheit. Typisches Stressessen zu falschen Zeiten, in falschen Mengen und mit den falschen Inhaltsstoffen schädigt den Körper genauso nachhaltig wie der Konsum von Alkohol oder anderen Stoffen zum vermeintlichen Abbau von Stress. Hier sollten Sie aktiv werden.

Um die Leber zu schützen, gehört zu Ihrem neuen Lebensstil auch unbedingt, Möglichkeiten der Stressreduzierung zu finden. Das können zu Beginn erst einmal bestimmte Entspannungstechniken sein: Sie haben hier sicher schon von der einen oder anderen Methode gehört, wie dem autogenen Training oder der progressiven Muskelentspannung nach Jacobson.

Das Verfahren der progressiven Muskelentspannung ist von dem amerikanischen Physiologen Edmund Jacobson (1885–1976) entwickelt worden und die am besten wissenschaftlich untersuchte Entspannungstechnik. Das Gute: Sie kann vor allem relativ leicht erlernt werden. Worum geht es dabei? Bei der progressiven Muskelentspannung macht man sich den Effekt zunutze, dass die Entspannung von Muskelgruppe zu Muskelgruppe übertragen wird, worauf weitere Entspannungsprozesse im gesamten Körper folgen. Der Ablauf ist einfach: Sie spüren in Ihren Körper hinein, konzentrieren sich auf eine bestimmte Muskelgruppe und spannen diese an. Dann halten Sie diese Anspannung für einen Moment. Danach lösen Sie die Anspannung und spüren dem Effekt der Entspannung nach. Das wiederholen Sie mit allen Muskelgruppen, beginnend mit der Stirn bis hinunter zu den Füßen. So sinkt etwa der Blutdruck, Pulsschlag und Darmtätigkeit werden reduziert und auch die Atmung wird ruhiger. Sie können dem Stress das entgegensetzen. Wenn Sie das mit einer bewussten Atemtechnik verknüpfen, profitieren Sie doppelt.

Das autogene Training verfolgt ein ganz anderes Prinzip und ist eine Form der Selbsthypnose, die man dazu nutzt, in einen vegetativen Ruhezustand zu gelangen. Das heißt, der entspannte Zustand wird nicht wie bei der progressiven Muskelentspannung über einen willkürlichen Prozess, das bewusste Anspannen der Muskeln, erreicht. Vielmehr gelangt man hier direkt über gedankliche Konzentration zur Ruhe. Mit bestimmten Formeln wie „Ich bin vollkommen ruhig“ oder „Der linke Arm ist ganz warm“ werden die Gedanken und Vorstellungen geleitet. Indem man diese Formeln mehrfach wiederholt, stellt sich – nach einiger Trainingszeit, am besten unter Anleitung – der Entspannungszustand automatisch ein.

PROFESSIONELLE ANLEITUNG NUTZEN: Wenn Sie diese beiden Methoden einmal ausprobieren möchten, aber unsicher sind, nutzen Sie die Angebote von professionellen Trainern, die Ihnen zeigen, wie es geht. Fragen Sie auch bei Ihren Krankenkassen nach, immer mehr bieten hier eine Kostenübernahme an.

Aber Stress, vor allem wenn er chronisch wird, braucht auch eine langfristige Strategie. Wenn Sie sich diesem Thema näher widmen möchten, sei Ihnen das Buch „Stress positiv nutzen“ von Prof. Dr. Dr. Andreas Hillert empfohlen, das auch bei der Stiftung Warentest erschienen ist.

Die Leber schläft gerne

Wer nicht ausreichend schläft, ist irgendwann dauerhaft müde und kaputt. Gönnen Sie sich und der Leber echte Ruhepausen.

Napoleon wird gerne mit dem Bonmot zitiert, ein Mann brauche vier Stunden Schlaf, eine Frau fünf Stunden und ein Hohlkopf sechs. Dem französischen Kaiser selbst wird nachgesagt, dass er in der Tat mit nur vier Stunden ausgekommen sein soll, bis heute gilt er als Musterbeispiel des aktiven und leistungsfähigen Kurzschläfers. Von Albert Einstein hingegen ist bekannt, dass er sich regelmäßig zwölf Stunden Schlaf genehmigte. Zur allgemeinen Relativitätstheorie und dem Nobelpreis für Physik hat es vielleicht beigetragen? Ist Einstein also der Gegenbeweis zu Napoleon und liegt die Wahrheit, in diesem Fall über die benötigte und optimale Schlaflänge, wie immer in der Mitte? Und: Wie schläft eigentlich Ihre Leber?

Man schätzt, dass etwa die Hälfte der Menschen hierzulande mit mehr oder weniger erheblichen Schlafproblemen zu kämpfen hat. Schwierigkeiten beim Einschlafen, häufiges Aufwachen in der Nacht oder auch generell durch den eigenen Lebenswandel bedingt zu wenig Schlaf beeinflussen den Alltag dieser Menschen nachhaltig. Während die einen besser damit klarzukommen scheinen, ist anderen ihr Schlafmangel auf den ersten Blick anzusehen. Während wir bisweilen Menschen bewundern, die mit wenig Schlaf auszukommen scheinen, weil sie uns als besonders produktiv erscheinen und viel vom Leben zu haben scheinen, ist Schlafmangel tatsächlich eine Ursache vieler Krankheiten und beeinflusst auch die Lebergesundheit entscheidend.

Eine Studie der Universität im chinesischen Guangzhou hat einen direkten Zusammenhang zwischen Länge und Qualität des Schlafes und der Entwicklung einer nicht-alkoholischen Fettlebererkrankung nachgewiesen. Zu spätes Zubettgehen sowie starkes Schnarchen waren nach dieser Studie eindeutige Risikofaktoren. Menschen mit einer Fettlebererkrankung waren in diesen Gruppen signifikant höher vertreten als solche mit einer gesunden Leber. Für Menschen, die auf Grund von starkem Übergewicht und wenig Bewegung im Alltag ohnehin Leberprobleme haben, ist ein Mangel an Schlaf ein zusätzlicher erheblicher Risikofaktor, die Krankheit weiter voranzutreiben. Die Studie ergab, dass eine Veränderung des Lebensstils im Hinblick auf die Schlafgewohnheiten dazu führte, dass das Risiko einer Fettlebererkrankung um 29 Prozent sank.

WENN SAUERSTOFF FEHLT: Schnarchen könnte ein Risikofaktor für die Verfettung der Leber sein, da die Sauerstoffzufuhr durch die gestörte Atmung verringert wird. Ein Sauerstoffmangel beeinträchtigt den Fettstoffwechsel, es kann nicht mehr ausreichend Fett über das Blut aus der Leber abtransportiert werden und lagert sich in den Leberzellen ab, wodurch die Entstehung einer Fettleber begünstigt wird.

Tatsächlich ist es so, dass die Leber hochaktiv ist, wenn wir schlafen. Die meiste Stoffwechselarbeit verrichtet unser zentrales Kraftwerk zwischen ein und vier Uhr in der Nacht. Wenn wir also sagen, dass die Leber gerne schläft, meinen wir eigentlich, dass sie ausreichende Schlafphasen des Menschen dringend braucht, um ihre Arbeit erledigen zu können und dass sie dabei nicht von übermäßigen Belastungen gestört werden sollte.

Eine solche übermäßige Belastung ist eben nicht nur falsche Ernährung, sondern auch die zu späte Nahrungsaufnahme am Abend. Generell kann man davon ausgehen, dass alles, was wir nach etwa 20 Uhr am Abend essen, die nächtlichen Stoffwechsel- und Reinigungsprozesse der Leber negativ beeinflusst. Wer vor 20 Uhr zuletzt etwas zu sich nimmt und nicht später als 23 Uhr zu Bett geht, hat gute Chancen, seiner Leber ein optimales nächtliches Arbeitsumfeld zu schaffen. Natürlich gilt das nur, wenn das, was vor 20 Uhr gegessen wird, keine Leberkiller enthält, sondern sich an dem Ernährungsstil orientiert, der für Sie im Rahmen der Veränderungen im gesamten Lebensstil ganz natürlich geworden ist.

Wenn wir also davon sprechen, dass die Leber Pausen braucht, bedeutet das konkret, dass sie Pausen von Neubelastungen braucht, damit sie in Ruhe ihre Aufgaben außerhalb der Nahrungsverarbeitung erledigen kann. Je mehr die Leber sich in der nächtlichen Regenerationsphase mit der Nahrungsverarbeitung beschäftigen muss, desto höher die Wahrscheinlichkeit, ihre Verfettung weiter voranzu-

BRAUCHT ES SCHLAFMITTEL?

Bevor Sie zu vermeintlich schlaffördernden Mitteln greifen, lohnt ein genauer Blick auf die Wirkstoffe.

ANTIHISTAMINIKA – NUR KURZ

Diphenhydramin und Doxylamin sind vielen von Allergien geplagten Menschen eher bekannt als Wirkstoffe, die bei Heuschnupfen eingesetzt wurden. Heute ist das nicht mehr der Fall, da belegt ist, dass beide müde machen. Für Menschen mit Allergien keine gute Nebenwirkung, aber für Menschen mit Schlafproblemen ein willkommener Effekt. Doch Experten empfehlen diese Wirkstoffe nur kurze Zeit und nicht länger als zwei Wochen einzunehmen, da sich der Körper schnell daran gewöhnt und dann die Dosierung erhöht werden muss. Bei längerer Anwendung und höherer Dosierung sind Nebenwirkungen wie Schwindel und Verwirrtheit möglich. Menschen über 65 Jahren können außerdem besonders empfindlich reagieren. Hier ist also Vorsicht geboten.

BALDRIAN – HOHE DOSIS NÖTIG

Ein guter Bekannter mit einer langen Tradition als Schlafhilfe. So findet man Baldrianpräparate nicht nur in der Apotheke, sondern auch in Drogerien und Supermärkten. Doch kommen zur Behandlung von Schlafproblemen nur solche Mittel infrage, die als Wirkstoff bestimmte Baldrian-Trockenextrakte in ausreichend hoher Dosierung enthalten: zwischen 300 und 600 Milligramm. Das legen wissenschaftliche Studien nahe. Abschließend belegt ist das aber noch nicht, dafür sind weitere Untersuchungen nötig.

MELATONIN– EINFACH SO EINSCHLAFEN

Das sogenannte Schlafhormon Melatonin steuert den Tag-Nacht-Rhythmus. Melatoninprodukte in Form von Kapseln, Spray oder Pulver begegnen einem immer mehr. Versprochen wird vor allem eine verkürzte Einschlafzeit. Diese Produkte kommen häufig als Nahrungsergänzungsmittel auf den Markt und werden daher nicht behördlich geprüft und zugelassen (siehe Seite 128). Die Studienlage zu Melatonin ist dürftig. Es gibt Hinweise, dass melatoninhaltige Mittel nur in geringen Maß wirken und die Einschlafzeit lediglich um etwa 10 bis 20 Minuten verkürzen. Wie sich eine längere Einnahme auswirkt ist bisher nicht untersucht.

Wenn Sie nachhaltig mit Schlafstörungen zu kämpfen haben, sprechen Sie zuerst mit Ihrem Arzt, bevor Sie zu verschiedenen Mitteln greifen. Bedenken Sie auch, dass alle diese Schlafmittel mit anderen Medikamenten in der Leber konkurrieren und eventuell die Konzentration eines anderen Medikaments (z. B. Blutdruckmittel) ändern können!

treiben. Dazu kommt, dass der ganze Organismus nicht zur Ruhe kommt und damit auch Hungergefühle schneller wieder auftreten. Hält man die oben genannten Zeiten in etwa ein, fährt der Körper so weit runter, dass sich auch kein Hunger meldet. Bleibt der Körper dagegen auf Betriebstemperatur, melden sich gerne auch mal die gefürchteten Heißhungerattacken, die viele von Ihnen vielleicht noch aus der Jugend kennen, als man sich fragte, warum man letzte Nacht eigentlich unbedingt noch Pizza/Pommes/Döner essen „musste", obwohl man doch den ganzen Tag über ausreichend Nahrung zu sich genommen hatte. Das mag für die eine oder andere Party in jungen Jahren in Ordnung gewesen sein, generell jedoch ist es Gift für die Leber. Je weniger Arbeitsmaterial der Leber also spät noch zugeführt wird, desto ruhiger kann sie sich um die Entgiftungsprozesse kümmern, die vorwiegend in der genannten nächtlichen Stunde ablaufen. Sie werden das am nächsten Morgen merken, weil es sich auf ihr Gefühl des Ausgeschlafenseins auswirkt. Wenn Sie sich also morgens häufiger wie „zerschlagen" fühlen, kann das unter anderem daran liegen, dass Ihre Leber nicht zur Ruhe gekommen ist und mit Dingen beschäftigt war, die zu dieser Zeit gar nicht auf ihrem Plan stehen sollten.

Bisweilen wird vermutet, dass das Geschlecht eine Rolle dabei spielt, wie lange man schläft. Es gibt Untersuchungen in Schlaflabors, die bei Frauen eine durchschnittlich etwa anderthalb Stunden längere Schlafdauer ausgemacht haben. Auch hier ist jedoch unklar, woran das konkret liegen könnte. Die Antwort auf diese Frage liegt wie so vieles in unseren Genen, jeder Mensch hat eine bestimmte Prädisposition in dieser Hinsicht, der er nicht entkommt. An der Entschlüsselung der Frage, woran das im Einzelnen liegt, arbeitet die Wissenschaft indes noch, exakte Aussagen lassen sich dazu noch nicht treffen.

Was allerdings klar ist: Unser Schlafbedürfnis wechselt beispielsweise mit den Jahreszeiten, also mit den Dunkel- und Hellphasen des Tages. So schlafen die meisten Menschen im Winter länger als im Sommer. Man hat festgestellt, dass Menschen, die in Regionen mit ausgeprägtem jahreszeitlichem Wechsel leben, im Winter bis zu zwei Stunden länger schlafen. Was dann vielleicht auch erklärt, warum viele Menschen angeben, mit der halbjährlichen Zeitumstellung Schwierigkeiten zu haben. Auch das Lebensalter spielt beim Schlaf eine Rolle: Während Babys täglich 16 bis 18 Stunden schlafen müssen, gibt es nicht wenige ältere Menschen, die mit sechs Stunden ganz hervorragend auskommen. Einen Unterschied gibt es auch beim „Wann“. Sie kennen das vielleicht: Sie wollen bereits ins Bett, Ihr Partner oder Partnerin ist noch lange nicht soweit. Vielleicht sind Sie derjenige oder diejenige, die nicht vor 22 Uhr ans Schlafen denken kann. Egal wie es ist, oft führt das durchaus zu emotionalen Kollisionen im gemeinsamen Schlafzimmer.

LERCHE UND EULE: Die Forschung teilt Menschen in verschiedene Chronotypen ein, die beschreiben, wann man Schlaf braucht und wann man besonders leistungsfähig ist. Die bekannteste Unterscheidung ist die zwischen Lerche und Eule, also Frühaufstehern, die gleich fit sind, aber früh schlafen müssen, und Spätaufstehern, deren Leistungshoch eher zum Nachmittag und Abend hin liegt. Es gibt aber auch feinere Unterteilungen.

Wie eingangs bereits erwähnt, haben wir in Deutschland ein Problem mit dem Schlaf. Mehr als 40 Prozent geben sogar an, erhebliche Schlafprobleme zu haben. Und diese Zahlen steigen seit vielen Jahren. Dabei sind übrigens Frauen häufiger betroffen als Männer.

Wie Sie besser in den Schlaf kommen

Sie werden es ahnen, auch hier komme ich wieder auf das Thema Struktur zu sprechen. Denn nicht nur der Schlaf an sich ist wichtig, vor dem Schlafen steht immer auch das Einschlafen und viele Menschen haben schon damit erhebliche Probleme. Es gibt ein paar Tipps und Rituale, die Ihnen dabei helfen können, leichter in den Schlaf zu finden. Vermeiden Sie möglichst Ablenkungsquellen im Schlafraum, dieser sollte wirklich ein Ort der Ruhe sein. Das heißt: kein Fernseher, kein Smartphone und keine Arbeitsmaterialien, die man sich „mal eben“ noch vor dem Schlafengehen ansieht. Der Schlafraum dient einzig und allein Ihrer Erholung. Schaffen Sie sich eine gemütliche Oase innerhalb der Wohnung oder des Hauses, die im wahrsten Sinne des Wortes „die Welt außen vor lässt“.
Licht ist ein gerne unterschätztes Thema. Verbannen Sie sämtliche störenden Lichtquellen aus Ihrer Schlafumgebung. Für einen gesunden Schlaf muss Ihr Körper das Hormon Melatonin bilden können

und das geht nur im Dunkeln. Melatonin macht müde und bewirkt, dass Sie in die Tiefschlafphasen kommen können. Kann es nicht in ausreichender Menge gebildet werden, sorgt das für Schlafstörungen mit all ihren negativen Auswirkungen.

Wichtig ist auch das Raumklima. Welche Temperatur herrscht in Ihrem Schlafraum? Wie steht's um die Luft- und die Sauerstoffversorgung? Frische Luft hat immer positive Auswirkungen auf unser Wohlbefinden, das ist auch im Schlaf nicht anders. Deshalb ist es generell zu empfehlen, bei leicht geöffnetem Fenster zu schlafen, um für eine gute Luftzirkulation und ausreichend Sauerstoff in der Nacht zu sorgen.

WIE SCHLAF GELINGT: Mit dem Begriff der Schlafhygiene versucht man, in prägnante Formulierungen zu fassen, welche Faktoren einen guten Schlaf positiv beeinflussen und daher stets eingehalten werden sollten. Das können feste Schlafzeiten sein, dazu gehört aber auch, vor dem Schlafen nicht zu schwer zu essen, keinen Alkohol zu trinken oder auch für eine angenehme Schlafumgebung zu sorgen.

Natürlich sollte die Temperatur nicht zu weit absinken, offenes Fenster bei Frosttemperaturen ist also nicht zu empfehlen. Man geht davon aus, dass die optimale Raumtemperatur für gesunden Schlaf zwischen 16 und 18 Grad liegt, bei Kindern dürfen es, je nach Alter, auch bis zu 22 Grad sein. Dazu kommt eine optimale Luftfeuchtigkeit von 40 bis 60 Prozent. Auch wenn Sie folgenden Tipp sicher nicht gerne hören mögen: Erinnern Sie sich an die Lerche und Eule? Treffen in einer Partnerschaft diese Schlafmuster aufeinander, kann es ratsam sein, sich für getrennte Schlafräume zu entscheiden.

Pflanzen sorgen eigentlich für eine angenehme Raumatmosphäre, im Schlafraum haben sie jedoch nichts verloren! Im Dunkeln produzieren Pflanzen Kohlendioxid statt Sauerstoff, was während unseres Schlafs von Nachteil ist. Für Allergiker kann zudem der sich auf den Pflanzen ansammelnde Staub zum Problem werden und viele Pflanzen im Raum erhöhen bisweilen die Luftfeuchtigkeit über das gewünschte Maß hinaus, sodass im Extremfall sogar Schimmel entstehen kann.

Schaffen Sie sich Schlafrituale, die Ihnen helfen, schneller und ruhiger einzuschlafen. Diese sollten dafür sorgen, dass Sie langsam runterfahren können. Lesen, ruhige Musik oder Sie schreiben ein paar

Zeilen über Ihren Tag auf, um ein wenig Anspannung loszuwerden. Empfehlenswert ist auch, sich aufzuschreiben, was am abgelaufenen Tag an positiven Momenten zu verzeichnen war. Das ist ein kleines Ritual, das für unsere Psyche aber große Wirkung haben kann und damit auch beim Einschlafen hilft. Alles, was hilft, am Ende des Tages Tempo rauszunehmen, ist eine Unterstützung, die die Qualität Ihres Schlafs erhöhen wird.

Warum ausreichend Schlaf wichtig ist

Die Definition von gutem Schlaf ist einfach: Wer abends schnell und einfach in den Schlaf findet, nachts durchschläft und sich morgens beim Aufwachen fit und erholt fühlt, ist schlaftechnisch im Vorteil.

Eine normale Einschlafphase dauert zwischen fünf und zwanzig Minuten, anschließend wechselt der Körper zwischen Leicht- und Tiefschlafphasen. Dabei dauert ein sogenannter Schlafzyklus etwa 90 Minuten und enthält zwei Leichtschlafphasen, eine Tiefschlafphase sowie eine REM-Schlafphase, benannt nach dem „Rapid Eye Movement", einer heftigen Augenbewegung, die trotz Schlafes in dieser Phase nachweisbar ist. Die REM-Phase gilt als diejenige, in der wir am intensivsten träumen.

Ein Schlafzyklus beginnt, nachdem man sich ins Bett begeben hat, mit der Einschlafphase, gefolgt von einer Leichtschlafphase. Danach geht es direkt in den Tiefschlaf. In diesen drei Phasen ist kein REM feststellbar, dieses entsteht dann in der letzten Phase des Zyklus. Nach Beendigung eines solchen Zyklus wachen manche Menschen kurz auf, weil sie innerlich merken, dass eine „Runde" Schlaf vorbei ist, und fallen dann sofort wieder in die nächste Leichtschlafphase, andere hingegen wechseln ohne Wachphase und ohne zu bemerken, dass eine neue Schlafphase beginnt. Wer acht Stunden schläft, durchläuft also etwa fünf solcher Schlafzyklen. Dabei wird die REM-Phase mit jedem neuen Zyklus etwas länger. Die REM-Phase ist übrigens auch diejenige, in der wir träumen und damit die Erlebnisse des Tages verarbeiten. Manche Menschen träumen sehr intensiv und erinnern sich lebhaft an diese Träume, andere können sich an so wenig aus dieser Phase erinnern, dass sie behaupten, niemals zu träumen. Letzteres ist jedoch tatsächlich unmöglich, denn jeder Mensch hat in seinen REM-Phasen Träume.

WARUM WIR SCHLAFEN: Die Natur hat den Menschen mit einem natürlichen Schlaf-Wach-Rhythmus ausgestattet, dem wir nicht entkommen können. Phasen langen Schlafentzugs führen immer zum Versagen von Körperfunktionen und damit zu gesundheitlichen Schäden. Die körpereigenen Prozesse sind darauf ausgelegt, uns zu signalisieren, wann wir Schlaf brauchen, deshalb werden wir irgendwann müde.

Unser Körper braucht den Schlaf nicht nur für die Leber. Alle körpereigenen Prozesse nutzen die Schlafphasen, um in Regenerationsprozesse einzutreten und Energie für neue Aufgaben zu gewinnen. Dafür schüttet der Körper beispielsweise im Schlaf vermehrt Wachstumshormone aus, die solche Regenerationsprozesse fördern. Im Gehirn werden die tagsüber gesammelten Eindrücke und Informationen im Schlaf verarbeitet und auch verfestigt, der Speicherungsprozess in unserem Gedächtnis findet vorrangig im Schlaf statt. In unserem Herz-Kreislauf-System vermindert sich vor allem in den Tiefschlafphasen die Herzfrequenz und der Blutdruck sinkt. In der Leichtschlafphase sowie den REM-Phasen kann beides wieder leicht ansteigen, insgesamt ist aber auch für die Herzgesundheit ein Schonungseffekt durch guten und ausreichenden Schlaf vorhanden.

In unserem Immunsystem kommt es nachts zu einer verstärkten Konzentration von Antikörpern und Abwehrzellen im Blut, sodass die Immunabwehr durch den Schlaf gestärkt wird. Nicht umsonst spricht man von „sich gesund schlafen" und empfiehlt in Krankheitsphasen häufig ausreichend Bettruhe mit möglichst viel Schlaf. Das zeigt auch, dass unser Körper eigentlich viel besser darin ist, sich selbst zu helfen, als wir bisweilen glauben oder als manchmal die Pharmaindustrie uns glauben machen möchte. Man muss ihm nur die Gelegenheit zu diesen Selbstheilungsprozessen geben, denn gerade diese haben zwei Effekte: Sie belasten den Körper und vor allem die Leber nicht, etwa mit toxischen Stoffen in Medikamenten, und sie steigern unser Vertrauen in den eigenen Körper.

Wenn Sie nachhaltig mit Schlafproblemen kämpfen und hier aktiv werden wollen, schauen Sie doch in den Ratgeber „Das Besserschlafen-Prinzip" von Prof. Dr. Dr. Kai Spiegelhalder, der auch bei der Stiftung Warentest erschienen ist.

Intervallfasten hilft Ihnen und Ihrer Leber

Nachhaltige Pausen beim Essen können helfen, das Gewicht zu reduzieren und die Leber zu unterstützen.

Haben Sie sich schon mal mit der Methode des Intervallfastens näher beschäftigt? Wenn nicht, schreckte Sie vielleicht der Wortbestandteil „fasten" ab, sich näher damit zu befassen. Tatsächlich ist diese Methode durchaus wirksam, um dauerhaft Gewicht zu verlieren und damit auch die Leber zu revitalisieren. Worum geht es grundsätzlich? Wie das Wort Intervall an sich schon andeutet, sind dabei vor allem die Pausen zwischen den Mahlzeiten entscheidend. Zwar sind auch die Mahlzeiten selbst wichtig, die den Effekt der Pausen nicht gleich wieder zunichtemachen sollten, aber der wesentliche Abnehmeffekt wird tatsächlich durch das Beachten der Intervalle erzielt. Wie diese Intervalle aussehen, dazu gibt es verschiedene Methoden, deren Anwendung sich letztlich auch ein wenig an Ihren Alltagsgewohnheiten und -abläufen orientieren kann.

Die unterschiedlichen Methoden werden meist nach dem zeitlichen Verhältnis zwischen ihren Fasten- und Nicht-Fasten-Zeiten benannt. Gängig sind 16:8, 5:2 sowie 1:1. Was ist damit gemeint? Nehmen wir die 16:8-Methode: Hierbei wird eine Pause von 16 Stunden zwischen der letzten Mahlzeit des Tages und der ersten Mahlzeit des folgenden Tages eingelegt, in der konsequent gefastet wird. Acht Stunden lang darf dann normal gegessen werden, womit natürlich nicht gemeint ist, sich dann gehen zu lassen und möglichst viel zu essen. Idealerweise achten Sie während dieser acht Stunden darauf, gesund und in angemessenen Mengen zu essen. Ideal sind zwei Hauptmahlzeiten in dieser Phase. Auf Snacks zwischendurch sollte auch hier konsequent verzichtet werden! Das führt in der Konsequenz dazu, dass selbst ein leichtes kalorisches „über die Stränge schlagen" bei den zwei Mahlzeiten nicht dramatisch ist, da die

Einsparung der dritten trotzdem nicht ausgeglichen wird. In Studien wurde festgestellt, dass die Nahrungsaufnahme im Schnitt um etwa fünf bis zehn Prozent gedrosselt wurde.

1 **DIE 16:8-METHODE:** Konkret heißt das, dass Sie entweder das Frühstück oder das Abendessen zu den normalen Zeiten ausfallen lassen. Sparen Sie sich also das Abendessen und nehmen die letzte Mahlzeit um 17 Uhr zu sich, dürfen Sie um 9 Uhr frühstücken. Das ist anfangs eine ziemliche Umstellung, wird aber schnell durch die Erkenntnis aufgefangen, dass die Methode deutlich sicht- und spürbare Effekte mit sich bringt: Dadurch, dass der Körper nachts nicht permanent mit Verdauungsstress beschäftigt ist, verbessert sich die Schlafqualität erheblich (siehe Seite 151). Ihr Körper ist also doppelt ausgeruht und fit für den Tag. Die positiven psychologischen Effekte, die das automatisch mit sich bringt, kommen noch dazu. Darüber hinaus lernt man die einzelnen Mahlzeiten wieder mehr schätzen und widmet ihnen größere Aufmerksamkeit.

2 **DIE 5:2-METHODE:** Sie ist für viele Menschen, die voll im Arbeitsleben stehen, vielleicht die am leichtesten umsetzbare. Fünf Tage lang darf normal gegessen werden, an zwei Tagen in der Woche wird dagegen konsequent gefastet, also möglichst wenig und kalorienarm gegessen. Konkret bedeutet das, dass Männer nicht mehr als 600 bis 850 Kalorien zu sich nehmen sollten, bei Frauen liegt das Limit bei 500 bis 800 Kalorien. Getränke sollten möglichst kalorienfrei sein, Wasser ist also das Mittel der Wahl. Nudeln, Zucker, Weizenbrot oder auch Kartoffeln sind an den Fastentagen zu meiden, hier lauern die Kohlenhydrate und Zucker (siehe Seite 115). Auch hier gilt für die „normalen" Tage entsprechende Zurückhaltung in Bezug auf weniger gesunde Dinge. Die Methode ist weniger effektiv als 16:8, doch auch hier lernt der Körper, auf seine Reserven zuzugreifen und von ihnen zu leben.

3 **DIE 1:1-METHODE:** Hierbei wird alternierend gegessen, ein „normaler" Tag wechselt sich mit einem Fastentag ab. Für den Fastentag rechnet man dabei ein Maximum von 25 Prozent der Kalorienmenge, die an den regulären Tagen aufgenommen wird. Man spricht dabei auch von „alternierendem Fasten" (Alternate-Day-Fasting). Gerade an den „Ess-Tagen" sollte darauf geachtet werden, dass die Ernährung so ausgewogen ist, dass alle wichtigen Nährstoffe vom Körper aufgenommen werden können.

Für alle drei Methoden gilt, dass in den Fasten-Phasen natürlich getrunken werden darf und muss, die Getränke aber so wenig Kalorien wie möglich aufweisen. Wasser geht demzufolge immer, aber als Abwechslung auch ungesüßter Tee oder schwarzer Kaffee in Maßen. Wer es mag, kann sich eine dünne Gemüsebrühe machen.

Essen wie in der Steinzeit

Die klassische Methode des Intervallfastens ist die 16:8-Variante, da dem Körper hier eine lange Phase gewährt wird, in der er sich reinigen und vor allem auch Fett abbauen kann. Auch die Leber bekommt in solch einer Phase eine notwendige Pause und kann viel Regenerationsarbeit leisten.

Die Idee für das Intervallfasten geht auf die Zeit unserer Vorfahren zurück. Der Steinzeitmensch konnte nicht rund um die Uhr spontan Nahrung besorgen und auch die Vorratshaltung war nur sehr begrenzt möglich. Er hatte also von Natur aus wechselnde Phasen, in denen Nahrung relativ im Überfluss vorhanden war, etwa direkt nach der erfolgreichen Jagd, und solche, in denen er gezwungen war, mit einem Mindestmaß an Nahrung oder eben auch ganz ohne auszukommen. Das moderne Intervallfasten bildet diese Phasen als Diätvariante nach. In den Phasen des Essens hat der Körper Gelegenheit, Energiereserven zu speichern, vor allem auch in der Leber, die er während der langen Fastenphase wieder mobilisieren und abbauen muss. Durch den regelmäßigen Wechsel zwischen Ess- und Fastenphasen drosselt der Körper den Stoffwechsel nicht und baut auch keine Muskelmasse ab. Das unterscheidet Intervallfasten von anderen Diäten, bei denen es genau aus diesem Grund fast immer zum Jo-Jo-Effekt kommt, der sämtliche anfangs erzielten Abnehmerfolge wieder vernichtet und für gehörige Frustration sorgt. In Versuchen mit Mäusen konnte gezeigt werden, dass die Tiere, die lange Pausen zwischen den einzelnen Mahlzeiten hatten, kein Übergewicht entwickelten und zudem auch länger lebten als ihre Artgenossen, die unkontrolliert jederzeit Zugang zu unbegrenzten Mengen an Futter hatten.

Die lange Fastenphase sorgt im menschlichen Körper auch dafür, dass sich der Zucker- und Fettstoffwechsel derart verändert, dass Stoffe ausgeschüttet werden, die dabei helfen können, Entzündungsprozesse positiv zu beeinflussen und abzumildern. Auf diese

TIPPS ZUM FASTEN

Wenn Sie Intervallfasten ausprobieren möchten, beachten Sie ein paar Grundregeln.

- Vorerkrankungen: Es gibt Erkrankungen, bei denen Sie mit Fasten vorsichtig sein sollten. Das betrifft Stoffwechselerkrankungen, chronische Krankheiten, Krebserkrankungen und auch Menschen in hohem Alter. Lassen Sie sich vorab von Ihrem Arzt beraten. Für Schwangere, in der Stillzeit und bei Migräne ist Intervallfasten nicht geeignet!

- Die Grundregel: Bei allen Methoden für Intervallfasten heißt die absolute Pflicht: Hören Sie auf Ihren Körper. Wird Ihnen schwindelig oder übel aufgrund fehlender Nahrung, essen Sie etwas! Natürlich sollte es etwas Gesundes, Kalorienarmes sein.

- Trinken, trinken, trinken: Es wichtig, dass Sie ausreichend trinken. Erste Wahl ist Wasser und die ganze Palette schmackhafter (aber ungesüßter) Tees. Trinken kann Ihnen auch helfen, wenn der Hunger Sie quält. Achtung: Nehmen Sie entwässernde Tabletten, sprechen Sie mit Ihrem Arzt über die akzeptable Wassermenge, die Sie trinken dürfen!

- Thema Sport: Wenn Sie mit dem Intervallfasten beginnen, steigen Sie nicht zeitgleich in ein volles Sportprogramm ein. Schauen Sie erst, wie Ihr Körper mit der Umstellung zurechtkommt. Wenn Sie dann auch ein zusätzliches Bewegungsprogramm starten wollen, beginnen Sie langsam und moderat. Auch flotte Spaziergänge oder langsames Pilates reichen für einen Start.

- Unterstützung suchen: Falls möglich, suchen Sie sich Verbündete, die mit Ihnen gemeinsam das Fastenprogramm beginnen. In schwierigen Phasen können Sie sich gegenseitig unterstützen.

- Bleiben Sie geduldig! Es kann einige Tage bis zu drei Wochen dauern, bis Sie und Ihr Körper sich an die neue Ernährungsweise gewöhnt haben.

- Genießen Sie die Fortschritte: Nach einer gewissen Zeit wird sich das Fastenprogramm eingependelt haben und Sie beginnen sich insgesamt fitter zu fühlen. Belohnen Sie sich, indem Sie diese Fitness nutzen, um Dinge zu machen, zu denen Sie sich vorher immer zu müde und schlapp gefühlt haben: Freunde besuchen, einen Ausflug machen, ein Buch lesen. Das motiviert auch zum Weitermachen und Beibehalten des neuen Lebensstils.

Weise hilft Intervallfasten nicht nur bei der Gewichtsabnahme, sondern greift auf förderliche Art und Weise in die Biochemie Ihres Körpers ein. Dabei ist wiederum die psychologische Komponente nicht zu verachten: Ihr Körpergefühl signalisiert, dass Sie das Richtige machen und Ihrem Organismus einen Gefallen tun. Sie werden zudem aktiver, sportliche Betätigung fällt Ihnen leichter, Dinge werden spontaner und schneller erledigt. Der Körper schüttet auf diese Weise auch Glückshormone aus, die sich positiv auf das gesamte Wohlbefinden auswirken.

ZELLERNEUERUNG VOM FEINSTEN: In Studien ließ sich nachweisen, dass es im Rahmen längerer Fastenphasen zur sogenannten Autophagie kommt. So nennt man in Fachkreisen den Selbstreinigungs- und Reparaturprozess der menschlichen Zellen. Beschädigte Zellteile werden abgebaut und durch frische ausgetauscht. Verblüffend: Die Zelle erneuert sich und stellt ihre volle Funktionsfähigkeit wieder her. Man nimmt an, dass dieser Effekt auch Einfluss auf unsere Alterungsprozesse hat und diese verlangsamt.

Intervallfasten kann also helfen, dass Sie älter werden und länger fit sind. Dieses eingebaute Cleaning- und Recyclingsystem des Körpers mit seiner selbstreinigenden Funktion kann gleichwohl nur arbeiten, wenn unser Verdauungssystem nicht pausenlos damit beschäftigt ist, Nahrung zu verarbeiten. Aus diesem Grund kommt es beim Intervallfasten voll zum Tragen. Die Fastenintervalle geben dem Körper Gelegenheit, intern aufzuräumen und Ordnung herzustellen.

Denken Sie in diesem Zusammenhang vielleicht an Ihren Schreibtisch. Wenn Sie pausenlos arbeiten, ohne zwischendurch Unterlagen zu ordnen, abzuheften und auszumisten, wird Ihr Schreibtisch immer voller und unübersichtlicher. Dokumente müssen im Bedarfsfall erst mühsam und zeitaufwendig gesucht werden. Dadurch verlangsamen sich Ihre Arbeitsprozesse, sie werden immer ineffektiver und langwieriger. Wenn Sie immer so weitermachen, können Sie Ihre eigentlichen Aufgaben irgendwann kaum noch erledigen, weil Sie pausenlos mit Organisatorischem beschäftigt sind. Sie versinken im Chaos und blockieren sich selbst. Gönnen Sie sich Pausen, in denen Sie gezielt ausmisten. Legen Sie sich nur die Unterlagen auf den Tisch, die Sie gerade wirklich brauchen. Das fördert Ihre intensiven Arbeitsphasen. Aufgaben lassen sich dann spielend erledigen. Das gilt auch für Ihren Computer. Je länger Sie es versäumen, Texte und Bilder logisch und übersichtlich in Ordnerstrukturen anzulegen, desto schwieriger wird es irgendwann, diese zu finden und zu nutzen. Mit Ihrem Körper verhält es sich letztlich genauso wie mit dem Schreibtisch oder PC. Zwischendurch muss aufgeräumt werden, es wird entsorgt und neu geordnet oder aufgebaut, das System kommt zur Ruhe und kann anschließend in optimaler Weise wieder genutzt werden. Auf diese Weise wird auch der Regenerationsprozess Ihrer Leber immer wieder direkt eingeleitet und kann Ihr Kraftwerk entschlacken und voll funktionsfähig halten.

WAS BEIM INTERVALLFASTEN HILFT: Manchen Menschen tut es gut, nach der ersten Mahlzeit einen kleinen Spaziergang oder etwas leichten Sport zu machen, da dies die Verdauung anregt. Während der Fastenphasen sollte zu Beginn körperliche Belastung eher minimiert werden, damit der Körper sich an die Umstellung in Ruhe gewöhnen kann.

Die Effektivität der Fastenphasen zeigt im Übrigen auch, warum gerade das beliebte Snacking so kontraproduktiv für unsere Ernährung und Gesundheit ist. Gerade auch, weil Snacks häufig eher aus ungesunder Nahrung bestehen, geht Ihr Blutzuckerspiegel nach oben, Heißhungerattacken werden getriggert, der Stoffwechsel verlangsamt, Hunger und Sättigungshormone geraten durcheinander und der Fettabbau wird gestoppt. Selbst ohne Intervallfasten sollten also vor allem diese Phasen vermieden werden, auf dem Weg zu einer gesünderen Ernährung ist Snacking das Erste, was es sich abzugewöhnen lohnt. Generell kann man sagen, dass zwischen zwei Mahlzeiten eine Pause von mindestens fünf Stunden liegen sollte, um dem Körper Gelegenheit zu geben, die aufgenommene Nahrung vernünftig zu verarbeiten.

Um auf Ideen zu kommen, welche Rezepte sich speziell für eine lebergesunde Ernährung eignen, bietet eine kleine Internetrecherche einige Anregungen und auch spezielle Kochbücher zu diesem Zweck existieren. Da gibt es vom Basis-Müsli am Morgen über Suppenideen bis hin zu speziellem Schokomus diverse Rezepte, mit denen sich Fastenphasen und eine generelle Ernährungsumstellung besser umsetzen lassen. Auf den Websites vieler Krankenkassen finden sich ebenfalls oft Rezepte und Tipps.

Holen Sie Ihren Arzt ins Boot

Abschließend sei nochmals darauf verwiesen, dass es generell nicht schaden kann, vor Beginn einer solchen Fastenphase den Hausarzt oder die Hausärztin zu konsultieren und abzuklären, ob es eventuelle gesundheitliche Bedenken geben könnte. Jedes Fasten bedeutet für den Körper eine nicht unerhebliche Umstellung, die auch negative Auswirkungen haben kann. Gerade bei bestimmten Vorerkrankungen ist es unerlässlich, sich abzusichern. Dazu gehören Stoffwechselerkrankungen, diverse chronische Krankheiten, niedriger Blutdruck und auch Krebserkrankungen. Auch das Alter spielt eine Rolle – je älter der Mensch ist, desto wichtiger ist eine ärztliche Begleitung bei solchen Vorhaben. Schwangeren und stillenden Müttern ist vom Intervallfasten abzuraten!

Warum sich Durchhalten unbedingt lohnt

Das Revitalisierungsprogramm ist nicht immer einfach. Doch die langfristigen Auswirkungen sind absolut überzeugend.

Sie mögen an der einen oder anderen Stelle dieses Buches leise aufgestöhnt und mit den Augen gerollt haben, auch wenn Sie diesen Ratgeber lesen, weil es Ihnen wichtig ist, zu erfahren, wie Sie Ihrer Leber Gutes tun können. Eine nachhaltige Änderung des Lebensstils inklusive einer deutlichen Veränderung der Ernährungsgewohnheiten ist keine kleine Sache, sondern etwas, das Planung, Unterstützung und dann eben auch Durchhaltevermögen erfordert.

Wichtig bei der Umsetzung ist ein gesunder Realismus und ein nachhaltiges Verständnis der Prozesse, die in Ihrem Körper im Allgemeinen und in der Leber im Speziellen ablaufen, um sich immer wieder deutlich zu machen, warum sich die Mühe lohnt. Ein solches Mindset verhindert vorzeitige Aufgabe und zu große Frustrationserlebnisse. Realismus ist wichtig, um am Ball zu bleiben. Begeisterung und Motivation zur Veränderung sind natürlich von Vorteil, können aber ins Gegenteil umschlagen, wenn Ungeduld dazukommt und die Veränderungen nicht schnell genug eintreten. Außerdem ist niemand in der Lage, Begeisterung und Motivation immer auf einem Höchstlevel zu halten, was die Gefahr birgt, dass zu schnell wieder aufgegeben wird. Sie haben es an anderer Stelle bereits gelesen: Die Änderung Ihres Lebensstils und damit auch die Revitalisierung und Gesunderhaltung Ihrer Leber sind kein Sprint, sondern ein Langstreckenlauf. Zwar revitalisiert sich die Leber vergleichsweise schnell, wenn man ihr optimale Bedingungen dafür schafft, doch nützt das nichts, wenn Sie anschließend aufs Neue in einen ungesunden Stil verfallen.

MINDSET: Als Mindset bezeichnet man eine Haltung zu einem Thema, mit dem dieses nachhaltig und konsequent angegangen werden kann. Das Mindset schreibt Voraussetzungen und Durchführung der eigenen Vorhaben fest und dient immer wieder als Orientierung, wenn der Fokus verloren zu gehen droht. Ein positives Mindset ist für Sie dabei von erheblichem Nutzen.

Zu schnell zu viel zu wollen kann dazu führen, dass Sie schon am Anfang scheitern, wenn im ersten Moment alles toll und erfolgversprechend klingt, was Sie über die Gesundung Ihrer Leber lesen, Sie aber im nächsten Moment schon das Gefühl haben, das alles gar nicht bewältigen zu können. Realismus dagegen hilft beim Durchhalten. Realismus kalkuliert Rückschläge ein und interpretiert sie als zusätzliche Motivation, weiterzumachen und langfristig erfolgreich zu sein. Und Realismus nimmt Druck vom Kessel in Bezug auf den Zeitrahmen und die konkreten Ziele, etwa beim Blick auf die Waage. Wenn Sie sich die positiven Veränderungen, die Sie bereits geschafft haben, regelmäßig notieren, kann es leichter fallen, nicht am Durchhalten zu scheitern. Sie sehen dann Ihre Erfolge schwarz auf weiß und wissen stets, dass nicht „nichts" passiert ist, auch wenn es sich in manchen Phasen so anfühlen kann. Niemand steht mit der Stoppuhr hinter Ihnen, jeder soll und darf sein eigenes Tempo in Veränderungsprozessen gehen.

Wie es Ihnen gelingt, am Ball zu bleiben

Überlegen Sie sich, ob Sie überhaupt von „Durchhalten" sprechen wollen oder ob dieser Begriff für Sie nicht einen zu negativen Beiklang hat. Durchhalten kann durchaus für den einen oder anderen Menschen auch danach klingen, dass man hier mit etwas immer weitermacht, obwohl man sich innerlich längst davon verabschiedet hat. Menschen halten in Beziehungen oder in Arbeitsverhältnissen durch, obwohl diese ihnen längst mehr Nachteile als Vorteile bringen. Sagen Sie also weniger „Ich muss durchhalten" und machen Sie sich häufiger klar, dass Sie auf der Grundlage von überzeugenden Fakten eine freie Willensentscheidung getroffen haben, die Ihnen nur Vorteile bringen kann. Das wird Ihre intrinsische Motivation erheblich stärken.

WAS UNS MOTIVIERT: Generell unterscheidet man intrinsische und extrinsische Motivation. Der entscheidende Unterschied ist die Frage, woher wir unsere Motivation beziehen. Bei extrinsischer Motivation spielen äußere Faktoren eine Rolle, etwa materielle Ziele. Der Nachteil ist, dass diese Faktoren sich immer verändern oder wegfallen können. Intrinsische Motivation hingegen meint im Sinne einer Selbstwirksamkeit, dass wir Dinge ausschließlich für unser eigenes Wohlbefinden tun und keine äußeren Anreize brauchen.

Wie auch immer Sie es für sich sprachlich benennen, wichtig ist, langfristig dranzubleiben und den Wandel im Lebensstil und vor allem auch in der Ernährung zur Normalität werden zu lassen. Dabei können kleine Dinge helfen, die eigene Willensanstrengung immer wieder zu flankieren. Letztendlich wird es darauf hinauslaufen, dass sich extrinsische und intrinsische Motivation mischen. Es kann nicht schaden, Ziele im Außen zu definieren. Die Trauben sollten dabei nur nicht zu hoch hängen, sonst fällt das Durchhalten wiederum schwerer. Als Grundlage indes ist ein hohes Maß an intrinsischer Motivation optimal, denn letztlich machen Sie all das für Ihre eigene Gesundheit. Und gesund lassen sich schließlich auch viele äußere Ziele besser erreichen.

Wertvolle Unterstützung bei Freunden und Familie

Das Thema Unterstützung habe ich bereits an verschiedenen Stellen angesprochen, daher hier nur noch mal eine kleine Anmerkung dazu. Denn natürlich ist es am schwierigsten, Veränderungen ganz allein umzusetzen. Der innere Schweinehund hat dann freie Hand und wird allzu häufig irgendwann gewinnen. Ideal ist es, in der eigenen Familie mit den neuen Ideen so viel Anklang zu finden, dass der neue Stil gemeinsam umgesetzt werden kann. Kindern kann man dabei gleich vermitteln, wie sie ihrer Gesundheit Gutes tun und ein positives Körpergefühl erlangen können. Und nicht selten trägt sich ein Lebenspartner schon länger mit ähnlichen Gedanken, fühlt sich aber selbst allein oder überfordert damit. Sprechen Sie das Thema offen an, Sie werden überrascht sein, wie häufig man damit offene Türen einrennt.

Darüber hinaus: Freunde, die etwas ändern wollen, Gruppen, in denen man Sport treiben und neue Ernährungsrichtungen ausprobieren kann, all das hilft und macht das scheinbar schwierige Durchhalten attraktiver. Sprechen Sie also mit Ihrer Familie, mit ihrem Partner und mit Ihren Freunden. Scheuen Sie sich nicht, Ihre Wünsche und Bedürfnisse zu formulieren und Unterstützung einzufordern. Es geht um Ihre Gesundheit und um ein langes, fittes Leben, die es unbedingt wert sind! Und ich bin überzeugt, auch Ihr Umfeld möchte Sie tatkräftig unterstützen.

SCHWARZ AUF WEISS: Notieren Sie sich Ihre Pläne schriftlich. Dokumentieren Sie Ihren neuen Ernährungsplan, notieren Sie sich feste Zeiten für Ihre sportlichen Aktivitäten in Ihrem Kalender und führen Sie vielleicht sogar etwas wie ein Tagebuch, in dem Sie festhalten, was Sie planen und welche Fortschritte Sie schon gemacht haben. Das alles kann psychologisch ungeheuer motivierend wirken.

Thema Tagebuch: Nicht nur, aber vor allem auch, um Ihre (Leber-) Gesundheit voranzutreiben, ist das Führen eines Tagebuchs eine enorme Unterstützung. Auch wenn Ihnen der Gedanke ungewohnt und gewöhnungsbedürftig scheint, versuchen Sie es. Nicht ohne Grund wird etwa im medizinischen Kontext alles notiert. Es hilft

LOHN FÜR IHRE MÜHE

Ja, Ihr Durchhaltewillen ist gefragt.
Warum sich es sich für Sie lohnt?
Hier nur einige Gründe!

1. Senken Sie Ihr Herzinfarkt- und Schlaganfallrisiko.
2. Verringern Sie Ihr Risiko für Tumorerkrankungen.
3. Reduzieren Sie Ihr Gewicht und damit die Belastungen für Ihre Gelenke und Muskeln.
4. Optimieren Sie Ihren körpereigenen Zuckerhaushalt und senken Sie Ihr Diabetesrisiko.
5. Verbessern Sie Ihr kognitives Auffassungsvermögen und Ihre Leistungsfähigkeit.
6. Bleiben Sie gesund und werden Sie älter.

einen Überblick zu bekommen und Fehlstellen zu entdecken. Sie können anhand Ihrer Notizen und Eintragungen sehr gut nachvollziehen, wo Sie sich in Ihrem Umstellungsprozess gerade befinden. Was hat gut geklappt? Wo sehen Sie noch Luft nach oben oder auch Schwierigkeiten in der Umsetzung? Wie können Sie diese Schwierigkeiten beheben (Unterstützung von außen suchen, Ansprüche ein wenig senken)? All diese Fragen werden klarer und können einfacher beantwortet werden, wenn sie schriftlich vor Augen stehen.

Durch die schriftliche Kontrolle sehen Sie, ob Sie sich aktuell über- und sogar unterfordern und entsprechend ein wenig Druck rausnehmen oder die Umstellung sogar forcieren sollten. Außerdem verringert „schwarz auf weiß" die Gefahr der Selbsttäuschung: Sie haben das Gefühl, schon viel weniger Alkohol zu trinken? Letzte Woche auf zuckerhaltige Limonaden komplett verzichtet zu haben? Und gab es nicht zwei Mal letzte Woche Fisch auf dem Speiseplan? Schlagen Sie nach und prüfen Sie es nach.

Durchhalten lohnt sich also in vielerlei Hinsicht

Was bis hierhin klar geworden sein sollte: Sich um die Gesundheit Ihrer Leber zu kümmern, einer Fettlebererkrankung entgegenzuwirken oder eine bereits bestehende zu kurieren, ist nichts, was nur Auswirkung auf Ihre Leber hat.

Nicht umsonst ist hier immer wieder von der Leber als dem zentralen Kraftwerk unseres Körpers die Rede. Dieses Kraftwerk liefert Energie an viele hochgradig wichtige Stellen im Körper, vom Gehirn bis zu den Muskeln. Läuft dieses Kraftwerk unrund und mit dauerhaft verminderter Leistung, werden all diese wichtigen Stellen in Mitleidenschaft gezogen. Es lohnt sich folglich, Ihrer Leber keinen Deut weniger Aufmerksamkeit zukommen zu lassen, als Sie es beispielsweise mit dem Herzen machen, das wir immer noch häufig als den mit Abstand wichtigsten Körperteil empfinden. Der Körper ist ein technisches Gesamtkunstwerk, das sich nur in seiner vollen Leistungsfähigkeit entfalten kann, wenn alle Rädchen ineinandergreifen. Die Leber ist Antrieb für sehr viele dieser Rädchen und dreht selbst allein schon physisch das ganz große Rad.

Der Leber Gutes zu tun, hat Auswirkungen auf alle Lebensbereiche. Sie schlafen besser. Sie fühlen sich am Tag fitter, bringen im Job bessere Leistung und haben trotzdem privat noch genügend Energie, um eigene „Projekte" voranzutreiben. Sie entwickeln mehr Lebensfreude, weil Ihre Wahrnehmung wacher ist, Sie nicht mehr dauernd müde und abgeschlagen sind, sondern aufnahmebereit und interessiert.

Mit einem Wort: Lebensqualität. Die Gesundung und Gesunderhaltung Ihrer Leber bringt Ihnen eine Lebensqualität, die Sie entweder bereits vergessen hatten oder die Sie noch nie erlebt haben. Dafür lohnt sich Verzicht an der einen oder anderen Stelle, von der Sie sich das bisher vielleicht nicht vorstellen konnten. Dafür lohnen sich auch sportliche Anstrengungen, die Sie bisher vielleicht einfach nur abgeschreckt haben. Wie bereits erwähnt: Fahren Sie Ihr eigenes Tempo, überfordern Sie sich nicht, aber bleiben Sie bei der Stange. Mit ein wenig Durchhaltevermögen werden sich in relativ kurzer Zeit erste Erfolge einstellen und sich langfristig ein ganz neues Lebensgefühl einstellen. Und wenn Sie jemandem davon erzählen und er das für vollkommen übertrieben hält, können Sie selbst als bestes Beispiel dienen, dass man es mit der Lebergesundheit gar nicht übertreiben kann.

HILFE

Register

REGISTER

Die Stiftung Warentest wurde 1964 auf Beschluss des Deutschen Bundestages gegründet, um dem Verbraucher durch vergleichende Tests von Waren und Dienstleistungen eine unabhängige und objektive Unterstützung zu bieten.

Der Autor: Prof. Dr. med. Ali Canbay ist Direktor der Medizinischen Klinik am Universitätsklinikum Knappschaftskrankenhaus Bochum, Ruhr-Universität Bochum. Er betreibt Grundlagenforschung im gesamten Bereich der Hepatologie und Gastroenterologie. Dabei ist Professor Canbay ausgewiesener Experte für Lebererkrankungen wie die nicht-alkoholische Fettlebererkrankungen (MASLD/NAFLD), akutes Leberversagen (ALF) und Lebertumoren. Er ist u. a. Koordinator für die Leitlinie „Nicht-alkoholische Fettlebererkrankung" (DGVS) und weltweit gefragter Dozent.

1. Nachdruck

Stiftung Warentest
Lützowplatz 11–13
10785 Berlin
Telefon 0 30/26 31–0
Fax 0 30/26 31–25 25
www.test.de
email@stiftung-warentest.de

USt-IdNr.: DE136725570

Vorständin: Julia Bönisch
Weitere Mitglieder der Geschäftsleitung:
Dr. Holger Brackemann, Daniel Gläser,
Dr. Birger Venn-Hein

Programmleitung: Niclas Dewitz
Autor: Prof. Dr. med. Ali Canbay
Projektleitung: Veronika Schuster
Lektorat: Heike Plank, Holtum
Mitarbeit Autor: Carsten Tergast, Leer
Mitarbeit Lektorat: Merit Niemeitz
Korrektorat: Dr. Georg-Christian von Raumer
Titelentwurf: Daniela Greven
Layout: Christian Königsmann
Grafiken, Satz: Annett Hansen, Berlin (S. 12, 19, 26, 42, 63, 127, 137, 169)
Illustration: Christian Königsmann (S. 77)
Bildnachweis: Foto Titel: Andreas Beyna, Universitätsklinikum Knappschaftskrankenhaus Bochum GmbH; Gettyimages: S. 26, 42, 70, 109, 127, 137; Shutterstock: S. 12, 127

Produktion: Daniela Greven
Verlagsherstellung: Rita Brosius (Ltg.), Romy Alig, Susanne Beeh
Litho: tiff.any, Berlin
Druck: Fromm + Rasch GmbH & Co. KG., Osnabrück

ISBN: 978–3–7471–0751–5

Wir haben für dieses Buch 100 % Recyclingpapier und mineralölfreie Druckfarben verwendet. Stiftung Warentest druckt ausschließlich in Deutschland, weil hier hohe Umweltstandards gelten und kurze Transportwege für geringe CO_2-Emissionen sorgen. Auch die Weiterverarbeitung erfolgt ausschließlich in Deutschland.